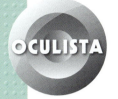

編集企画にあたって…

「眼光学は難しいです」，「苦手です」，学生によく言われる耳の痛い言葉です．一度講義しただけでは「習ったことがない」と言われることもあります．大きな眼科関連の学会でも，眼光学のセッションがそれほど大きくないケースもあります．

しかし，なんとか「眼光学を身近にわかりやすく伝え，面白いと思ってもらいたい」，そのように日々感じている中，光栄にも編集主幹の村上 晶先生，高橋 浩先生より，編集企画の機会をいただきました．さらには，眼光学の魅力を伝えるために，僭越ながらご高名な先生方に多大なるお力添えをいただくことができました．ページ数の制約で表現したかったことに限界はありましたが，基礎概略からトピックスまで表現できたように思います．ご執筆いただいた先生方，本書を読んでいただいた方々に，あらためて感謝申し上げます．

さて，眼光学の魅力は，たくさんあります．まず，眼科臨床においてとても役に立ちます．オートレフの結果をみて，白内障の屈折への寄与や調節の介入を想像できたり，収差の結果をみて，矯正視力の限界や角膜の状態を推測することができたり，患者の不定愁訴解明の一助となったりします．また，確かに数式は少し出てくるのですが，私たちが最初に学ぶ幾何光学は，とてもシンプルな式で多くの部分を説明できてしまうという芸術的なところもあります．目的にもよりますが，光学設計ソフトを使って，何百万本という光線を入れて計算しても，シンプルな式とそれほど変わらなかったりもします．そして，何より眼というものの構成のすばらしさに気づくことができます．涙液の光学的役割や，水晶体はなぜ非球面で屈折率の勾配があるのか，なぜ網膜は曲面なのか，色々と知ることができます．

私自身は，眼光学を学ぶ環境と応用する環境に恵まれました．皆様も何かしらの形で，視力や屈折，眼科機器など眼光学の一部について学ぶ機会があったのではと思います．もし，もう少し知りたい，また習ったことがないという方がいたとしたら，本書がその環境を作る一助となればと思いますし，特に苦手意識を持っている方に手に取ってもらえたら幸いです．少し学んでみたら，「難しい」，「苦手」から「意外に簡単」，「楽しい」，にきっと変わります．

2018 年 6 月

川守田拓志

KEY WORDS INDEX

和 文

あ
アイポイント・70
アイリング・70
アイレリーフ・70
オールタネイトビジョン・13

か
角膜形状解析・32
眼鏡・81
眼鏡倍率・1
眼鏡レンズ・1
眼光学・1
眼軸長・87
眼底カメラ・53
眼内レンズ・27
共焦点光学系・53
近視予防・87
屈折・調節・1
屈折異常・13
屈折矯正・87
グレア・ハロー・20
ケラトメーター・32
高次収差・20, 43
コンタクトレンズ・1, 81
コントラスト感度・20

さ
散乱・20, 43
シャインプルーク・32
弱視・81
斜視・81
小児・87
ゼルニケ多項式・43
前眼部OCT・32
走査レーザー検眼鏡・53
相対眼鏡倍率・1

た
卓上型拡大鏡・70
多焦点眼内レンズ・27
double lens 効果・20
単眼鏡・70
着色眼内レンズ・27
調節・13
調節麻痺・81

は, ま, ら
手持ち型拡大鏡・70
倒像検眼鏡・53
トーリック眼内レンズ・27
バイビジョン・13
波面収差・43
非球面眼内レンズ・27
プラチド型・32
補償光学・53
迷光・43
モノビジョン・13
ランダム化比較対照試験・87
累進屈折力レンズ・13

欧 文

A, B
accommodation・13
adaptive optics・53
alternate-vision・13
amblyopia・81
anterior segment optical coherence tomography・32
AO・53
aspherical intraocular lens・27
axial length・87
bi-vision・13

C, D, E, F
children・87
confocal optics・53
contact lens・1, 81
contrast sensitivity・20
corneal topographical analysis・32
cycloplegia・81
double lens effect・20
eye point・70
eye relief・70
eye ring・70
fundus camera・53

G, H, I, K
glare・halo・20
hand magnifier・70
higher order aberration (s)・20, 43
indirect ophthalmoscope・53
intraocular lens・27
keratometer・32

M, O
mono-vision・13
multifocal intraocular lens・27
myopia control・87
oblate shape・20
ocular scattering・20
optical glasses・81
optics of the eye・1

P, R
PAL・13
Placido ring-based corneal topographer・32
progressive addition lens・13
prolate shape・20
randomized controlled study・87
refraction and accommodation・1
refractive correction・87
refractive errors・13
relative spectacle magnification・1

S, T
scanning laser ophthalmoscope・53
scatter・43
Scheimpflug-based corneal tomography・32
SLO・53
spectacle lens・1
spectacle magnification・1
stand magnifier・70
strabismus・81
straylight・43
telescope・70
toric intraocular lens・27

W, Y, Z
wave front aberration・43
yellow-tinted IOL・27
Zernike polynomial・43

WRITERS FILE
(50音順)

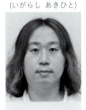

五十嵐章史
(いがらし あきひと)

- 2003年 北里大学卒業
  同大学眼科入局
- 2010年 同,助教
- 2014年 同,診療講師
- 2015年 同,講師
- 2016年 山王病院アイセンター,部長
  国際医療福祉大学眼科,准教授

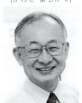

川瀬 芳克
(かわせ よしかつ)

- 1971年 名古屋大学文学部哲学科心理学専攻卒業
  愛知県総合保健センター視力診断部(眼科)入職
- 1974年 視能訓練士免許取得
- 2001年 あいち小児医療総合センター視能訓練科,科長
- 2004年 愛知淑徳大学医療福祉学部医療貢献学科視覚科学専攻,教授
  あいち小児保健医療総合センター視能訓練科,非常勤職員(兼職)
- 2006年 愛知淑徳大学医療福祉学部医療貢献学科視覚科学専攻,専攻主任
- 2008年 同大学大学院医療福祉研究科コミュニケーション障害学専攻,教授(兼任)
- 2013年 同大学大学院心理医療科学研究科心理医療科学専攻,教授(兼任)
- 2018年 同大学定年退職,非常勤講師
  同大学名誉教授

佐藤 美保
(さとう みほ)

- 1986年 名古屋大学卒業
- 1993年 名古屋大学医学部大学院眼科修了
- 1993～95年 米国 Indiana 大学小児眼科斜視部門留学
- 2002年 浜松医科大学医学部眼科学,助教授(准教授)
- 2011年 同大学医学部,病院教授

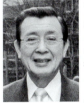

魚里 博
(うおざと ひろし)

- 1978年 大阪府立大学大学院博士課程修了
  奈良県立医科大学,助手(眼科学)
- 1985～86年 米国 Johns Hopkins 大学 Wilmer 眼科(兼任)(日本学術振興会日米交換派遣事業)
- 1985年 奈良県立医科大学,専任講師(眼科学)
  同大学大学院,専任講師(外科系博士課程)
- 1988年 同大学附属病院医療情報室,副室長(兼任)
- 2000年 北里大学医療衛生学部,教授(視覚機能療法学専攻)
  同大学大学院医療系研究科,教授(視覚情報科学・眼科学)・学群長(感覚・運動統御医科学群)
- 2014年 新潟医療福祉大学医療技術学部視機能科学科,教授・副学科長
- 2015年 大阪人間科学大学医療福祉学科,教授・専攻主任(視能訓練専攻)
- 2017年 同,教授・学科長兼専攻主任

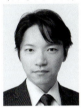

川守田拓志
(かわもりた たくし)

- 2003年 北里大学医療衛生学部視覚機能療法学専攻卒業
- 2005年 米国 University of Arizona, Ophthalmology and Vision Science, Visiting scholar
- 2008年 北里大学大学院医療系研究科眼科学(博士課程)修了
  同大学医療衛生学部視覚機能療法学専攻,助教
- 2011年 同,専任講師
- 2016年 同,准教授

野田 徹
(のだ とおる)

- 1990年 慶應義塾大学眼科,助手
- 1991年 国立東京第二病院眼科
  東京女子医科大学眼科,非常勤講師
- 1998年 国立病院東京医療センター眼科,医長
- 2001年 同センター臨床研究部,視覚研究室長
- 2003年 同,臨床研究センター研究部長
- 2007年 国立病院機構東京医療センター診療部眼科,医長
- 2010年 東京医療保健大学大学院看護研究科,臨床教授

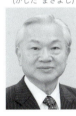

梶田 雅義
(かじた まさよし)

- 1976年 山形大学工学部電子工学科卒業
- 1983年 福島県立医科大学医学部卒業
- 1991年 同大学眼科,講師
- 1993～95年 米国カリフォルニア大学バークレー校留学(研究員)
- 2003年 梶田眼科,院長
- 2018年 東京医科歯科大学眼科,臨床教授

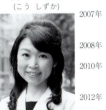

高 静花
(こう しずか)

- 1999年 大阪大学卒業
  同大学眼科入局
- 2007年 米国ロチェスター大学眼科,研究員(～2009年)
- 2008年 大阪大学大学院医学系研究科修了
- 2010年 同大学大学院医学系研究科視覚情報制御学寄附講座,助教
- 2012年 同大学大学院医学系研究科眼科,助教
- 2017年 同大学大学院医学系研究科視覚先端医学寄附講座,准教授

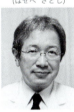

長谷部 聡
(はせべ さとし)

- 1985年 鳥取大学卒業
- 1991年 岡山大学医学部大学院修了
- 1996年 同大学医学部附属病院眼科,講師
- 1998年 米国カリフォルニア州立大学バークレー校留学
- 1999年 米国ジョンズホプキンス病院留学
- 2013年 川崎医科大学眼科学2教室,教授

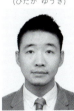

日高 悠葵
(ひだか ゆうき)

- 2008年 鹿児島大学卒業
  虎の門病院,初期臨床研修医
- 2010年 慶應義塾大学病院眼科
- 2011年 国際医療福祉大学三田病院眼科
- 2013年 川崎市立川崎病院眼科
- 2015年 慶應義塾大学病院眼科

日常診療で役立つ眼光学の知識

編集企画／北里大学准教授　川守田拓志

屈折矯正法と眼光学

眼鏡とコンタクトレンズの眼光学……………………………………魚里　　博　　1

　　眼鏡やコンタクトレンズ矯正において眼球光学系(眼光学)の基本的特性のみならず，その合成光学系を正しく理解しておくことが重要である．

満足度の高い眼鏡・コンタクトレンズ合わせ………………………梶田　雅義　　13

　　過剰な調節努力によって内斜位が起こり，過剰な輻湊努力によって調節が起こり近視化する．これらの過剰を軽減する矯正のために，屈折，調節，眼位の知識が不可欠である．

屈折矯正手術の眼光学………………………………………………五十嵐章史　　20

　　屈折矯正手術は，角膜を削る角膜屈折矯正手術と，眼内へ人工レンズを挿入する有水晶体眼内レンズ手術の 2 つに大別されるが，それぞれ術後の光学特性は異なる．それぞれの術式の特性を述べる．

眼内レンズの眼光学……………………………………………………日高　悠葵ほか　27

　　白内障手術で使用される眼内レンズの素材，光学特性やデザインについて概説した．

検査と眼光学

日常診療で役立つ角膜形状解析……………………………………高　　静花　　32

　　日常診療で役立つということを目的として，角膜形状解析装置の目的，各装置の原理および特徴，そして検査における注意点について述べる．

Monthly Book OCULISTA

編集主幹／村上 晶 高橋 浩

CONTENTS

No.64 / 2018.7 ◆目次

日常診療で役立つ収差・散乱解析……………………………………川守田拓志 *43*

    私たちは，球面度数と円柱度数にはとてもなじみがある．この球面度数と円柱度数に加え，高次収差と散乱という2つの項目は，視覚の質の評価に有用である．

眼底検査に必要な眼光学……………………………………………………野田　徹 *53*

    眼底観察には直像鏡，倒像鏡，細隙灯顕微鏡観察，眼底カメラ，補償光学眼底カメラ，SLOなどのシステムがあり，眼底観察光学技術は診断のみならずレーザー治療・手術技術へも応用されていく．

融合領域の眼光学

ロービジョンケアに必要な眼光学
　―光学的視覚補助具の基礎―……………………………………………川瀬　芳克 *70*

    代表的な拡大鏡である手持ち型拡大鏡，卓上型拡大鏡および単眼鏡の光学的特性を示すとともに，眼屈折との関係を解説する．

弱視・斜視の屈折矯正……………………………………………………佐藤　美保 *81*

    弱視・斜視の診断と治療には，調整麻痺下屈折検査が必須である．治療には眼鏡装用が第一選択となり，追加治療として健眼遮閉やペナリゼーションを行う．

近視進行予防における屈折矯正…………………………………………長谷部　聡 *87*

    近視発症の危険因子はコホート研究，予防法はランダム化比較対照試験により，多数のエビデンスが集約されている．しかし，安全性と強い効果を備える予防治療は確立されていない．

- Key words index……………………………前付 *2*
- Writers File…………………………………前付 *3*
- FAX 専用注文書………………………………… *95*
- バックナンバー 一覧…………………………… *97*
- MB OCULISTA 次号予告………………………… *98*

「OCULISTA」とはイタリア語で眼科医を意味します．

新刊書籍

ここからスタート！
眼形成手術の基本手技

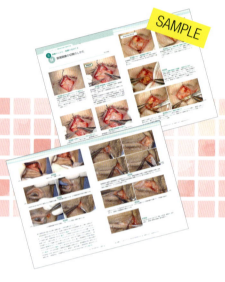
SAMPLE

編集 鹿嶋友敬　新前橋かしま眼科形成外科クリニック
　　　　　　　　群馬大学眼科
　　　　　　　　帝京大学眼科
　　　　今川幸宏　大阪回生病院眼科
　　　　田邉美香　九州大学大学院医学研究院眼科学分野

B5判　オールカラー　184頁
定価（本体価格 7,500円＋税）
2018年1月発行

眼形成手術に必要な器具の使い方、症例に応じた手術デザインをはじめ、麻酔、消毒、ドレーピングを含めた術中手技の実際を、多数の写真やシェーマを用いて気鋭のエキスパートが解説！
これから眼形成手術を学んでいきたい眼科、形成外科、美容外科の先生方にぜひ手に取っていただきたい1冊です。

CONTENTS

1. 眼瞼を知る／2. 器具の選び方／3. 眼瞼の手術デザイン／4. 麻酔をマスターする／5. 消毒のしかた／6. ドレーピング／7. 切開のコツ／8. 剝離のしかた・組織の見分け方／9. 止血を極める／10. 縫合／11. 周術期管理／コラム

全日本病院出版会　〒113-0033　東京都文京区本郷 3-16-4　Tel：03-5689-5989
　　　　　　　　　　　http://www.zenniti.com　　　　　　　　　 Fax：03-5689-8030

特集／日常診療で役立つ眼光学の知識
屈折矯正法と眼光学

眼鏡とコンタクトレンズの眼光学

魚里 博*

Key Words : 眼光学 (optics of the eye), 眼鏡レンズ (spectacle lens), コンタクトレンズ (contact lens), 屈折・調節 (refraction and accommodation), 眼鏡倍率 (spectacle magnification), 相対眼鏡倍率 (relative spectacle magnification)

Abstract：眼鏡やコンタクトレンズ矯正において眼球光学系(眼光学)の基本的特性のみならず，その合成光学系を正しく理解しておくことが重要である．

はじめに

　眼球光学系の特性(眼光学)を正しく理解しておくことは，眼鏡やコンタクトレンズ(contact lens：以下，CL)関連における処方や必要な諸検査のみならず結果の解釈を誤らないために極めて重要であり必須の要件である．基本的には幾何光学の知識で十分であるが，最近では，物理(波動)光学の知識が必要なものも登場している．もちろん眼鏡レンズやCL単体の光学概念も大切であるが，眼鏡やCL＋眼球の合成光学系で矯正することを考えれば，眼球光学系のみならず合成光学系の概念も極めて重要となる[1)~8)]．

　本稿では，眼鏡やCL処方に必要な眼光学の基礎知識に重点をおき理論的な観点から解説する[9)~17)]．

眼鏡レンズとコンタクトレンズの光学系

　CLは，きわめて薄く小さいレンズであるが，空気中におかれたCLは何ら通常のレンズと変わらない．このCLには，材質から分類すると，ハードCL，ソフトCLに分かれ，使用目的からは，近視や遠視の球面屈折異常矯正用CL，乱視矯正用CL，遠近両用CL等に分かれる[1)~3)]．また最近では，長期連続装用可能なものや使い捨てCLも登場している[4)]．

　眼鏡レンズは通常角膜の頂点から前方12 mm(頂(点)間距離 vertex distance という)にレンズの後頂点が一致するように装用する．しかしCLは角膜表面上にあるため，両者の装用位置が異なり矯正効率が異なる．いま眼鏡レンズの屈折力(後頂点屈折力)をK_S，CLのそれをK_{CL}とすれば(図1)，

$$K_{CL} = K_S/(1-dK_S) \quad (1)$$

ここでdは頂間距離(0.012 m)である．眼鏡とCLの屈折力は同じではなく，近視眼ではCLのほうが弱く，遠視眼では強いレンズが必要となる[5)6)]．図1で，矯正に必要なレンズの焦点距離は遠点からレンズまでの長さで与えられるが，CLのほうが眼鏡よりも頂間距離分だけ短くなり矯正度数が弱くなることがわかる．また，両者の関係の一覧表がよく使用されている．頂間距離dを決めれば，(1)式により一義的に決定される．オートレフラクトメータにもdの設定値を変えることでCL度数($d=0$ m)か，眼鏡度数($d=0.012$ m)かを選択して表示できるが，(1)式に基づいている．角膜

---

* Hiroshi UOZATO, 〒566-0023 摂津市正雀1-3-30 C号館101 大阪人間科学大学医療福祉学科，教授

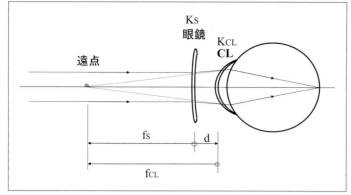

図 1.
コンタクトレンズと眼鏡レンズの矯正効果(度数)の相違

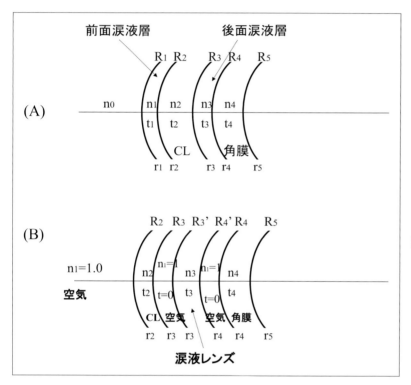

図 2.
コンタクトレンズの光学系
A：コンタクトレンズを装用した際の合成光学系, 涙液-CL-涙液-角膜
B：涙液-CL, 涙液-角膜間に厚さゼロの空気層を用いる合成光学系

での屈折矯正手術ではその矯正量は眼鏡の矯正度数とは異なるが, CL とほぼ同じと考えて良い.

レンズと眼の合成光学系[7)8)]

眼鏡レンズを装用し矯正すると合成光学系としての屈折力はほぼ正視眼に近づく. しかし, 前述したように眼鏡レンズと眼球光学系の間には頂間距離(12 mm)が存在するため, 望遠鏡(ガリレオ式)が形成され, 網膜像の拡大・縮小の効果が生じる(後述参照).

次に CL を装用した場合の合成光学系を考えよう. CL は角膜上に装用するが, 実際には CL の前後には涙液層ができており, CL-涙液レンズ-角膜の光学系が形成される(図2). 特に後部の涙液層では, CL の後面曲率半径と角膜表面の曲率半径が同じでなければ屈折力を有する涙液レンズが形成される. そのため屈折異常矯正に用いる CL の後面曲率半径は角膜の表面曲率半径とほぼ同じでなければならない. CL の厚みは薄いほど異物感が少ない. CL 材料の屈折率が決まるとレンズの前面の曲率半径は矯正度数によって一義的に決定される.

CL+角膜の合成光学系を考える場合, 図 2(A)のように, 空気-涙液層-CL-涙液層-角膜-前房の順番に屈折の法則を適応すればよい. それぞれの境界面での屈折力を R_1, R_2, R_3, R_4, R_5 とすれば,

CL＋角膜系の合成屈折力 R_T は

$$R_T = R_1 + R_2 + R_3 + R_4 + R_5 \quad (2)$$
$$= \{(n_1-n_0)/r_{01}\} + \{(n_2-n_1)/r_{12}\} + \{(n_3-n_2)/r_{23}\} + \{(n_4-n_3)/r_{34}\} + \{(n_5-n_4)/r_{45}\} \quad (2')$$

で近似的に求めることができる．各境界面の厚み補正による項は簡単化のために無視してある．こ こで，CLの前後にある涙液層が極めて薄く一様な厚みであるとすると図2(B)に示すように，各境界面に無限に薄い空気の層を考えても等価になる．CL前面にある涙液層の屈折力は前後面で打ち消されるため，無視することができる．またCL後面の涙液層も，CLの後面と角膜前面の曲率半径が等しければ，この涙液層の効果も無視することができる．

$$R_T = (R_{01} + R_{10}) + (R_{02} + R_{20}) + (R_{03} + R_{30}) + (R_{04} + R_{45}) \quad (3)$$
$$= \{(n_1-n_0)/r_{01} + (n_0-n_1)/r_{10}\} + \{(n_2-n_0)/r_{02} + (n_0-n_1)/r_{20}\} + \{(n_3-n_0)/r_{03} + (n_0-n_3)/r_{30}\} + \{(n_4-n_0)/r_{04} + (n_5-n_4)/r_{45}\} \quad (3')$$

ところで，通常第1項の $R_{01}+R_{10}$（CL前面にある空気中の涙液層のレンズ効果）＝0 であるから，また，涙液層の厚みが極めて薄いため，$r_{01}=r_{10}=r_{02}$（涙液前後面と角膜前面の曲率半径はほぼ等しい），$r_{20}=r_{03}=r_{30}=r_{04}$（CLの後面と角膜前面およびその間の涙液層の前後面曲率半径はほぼ等しい）と考えることができる．

$$R_T = (R_{02} + R_{20}) + (R_{03} + R_{30}) + (R_{04} + R_{45}) \quad (4)$$

で考えればよい．また角膜前面の形状とCLの後面形状が等しければ，上式の第2項 $(R_{03}+R_{30})$ も近似的にゼロと見なせるため，

$$R_T = (R_{02} + R_{20}) + (R_{04} + R_{45}) \quad (5)$$
$$= \{(n_2-n_0)/r_{02}\} + \{(n_0-n_2)/r_{20}\} + \{(n_4-n_0)/r_{04}\} + \{(n_5-n_4)/r_{45}\} \quad (5')$$

つまり，CL＋角膜合成系の屈折力は，空気中でのCL屈折力と角膜屈折力の和である．

涙液レンズの効果

角膜乱視のある眼に球面CLで矯正する場合のように，角膜表面形状と矯正するCL後面形状が一致しない場合には，第(4)式での第2項が無視できなくなる．CLと角膜間の涙液層のレンズ効果は，

$$R_{TF} = R_{03} + R_{30} \quad (6)$$
$$= \{(n_3-n_0)/r_{03}\} + \{(n_0-n_3)/r_{30}\} \quad (6')$$

で計算できる．ただし，r_{03} はCLの後面曲率半径（ベースカーブ），r_{30} は角膜前面の曲率半径である．角膜乱視のある眼に球面CLで矯正する場合は，乱視の強弱主経線でそれぞれ計算すれば，球面レンズ効果と乱視効果を求めることができる[7)8)]．

コンタクトレンズの屈折力[7)]

CLの前面と後面の曲率半径を $r_2(=r_{02})$，$r_3(=r_{20})$，所望の屈折力を D，厚さを t_2，材質の屈折率を n_2 とすれば，空気中 $(n_0=1)$ におかれた CL の前面と後面の屈折力はそれぞれ

$$D_2 = n_2 - 1/r_2 \quad (7)$$
$$D_3 = 1 - n_2/r_3 \quad (8)$$

で与えられ，CLの屈折力Dは次式で与えられる．

$$D = D_2 + D_3 - (t_2/n_2)D_2D_3 \quad (9)$$

CL前面の屈折力 D_2 は

$$D_2 = D - (D_3/(1-(t_2/n_2)D_3)) \quad (10)$$

であるから，

$$r_2 = (1-(t_2/n_2)D_3)(n_2-1)/(D-D_3) \quad (11)$$

よりCLの前面曲率半径が求められる[7)]．ただし，CLの後面曲率半径と角膜表面のそれが同じでなければ，涙液レンズによる屈折力が生じるため，これを考慮しなければならない．もちろん r_3 と r_4 が等しくともアフォーカルレンズの条件を満足していないので涙液レンズの屈折力を生じるが，レンズの厚みがきわめて薄いため，臨床的にはこれを無視することができる．

角膜の形状

CL矯正や角膜屈折矯正手術では，あらかじめ角膜の形状が判明していなければならない．従来，角膜曲率計（ケラトメータ，あるいはオフサルモメータ）と呼ばれるもので，角膜中央部（約3 mm

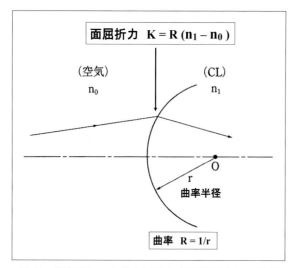

図 3. 曲率半径, 曲率と屈折力 (面屈折力) との関係

径) の曲率半径あるいは角膜屈折力が測定される. 最近では角膜のより周辺部まで測定できる各種の角膜形状解析装置 (プラチド方式) やスリットスキャン方式などの前眼部解析装置も登場し, 角膜の広範囲にわたるトポグラフィーや収差特性が測定できる. 角膜の形状は単純な球面ではなく中央部よりも周辺部が平坦な非球面形状である. また, 正常眼でも経線方向による曲率の相違があり, いわゆる角膜乱視が認められる. 角膜の中央部はほぼ球面あるいはトーリック面と考えて良いが, 周辺部はかなり異なる. そのため, 角膜の形状をコノコイド曲線や多項式を用いてその非球面を表現することもある. したがって, CL の後面曲率半径 (ベースカーブという) が球面であるレンズを非球面あるいは乱視のある眼に装用すれば, 涙液レンズは何らかの屈折力を有することになる.

また, 最近の角膜形状解析や収差解析では詳細な高次収差の測定も可能になり, 涙液レンズによる屈折への影響だけでなく, 涙液層の結像系に及ぼす影響も重要になってきている. CL 装用下の結像特性を検討する際には, フィッティングやレンズ安定性だけでなく涙液層の安定性や時間的変化も重要な因子となり, 特に角膜の波面収差測定では注意を要する[9].

曲率, 曲率半径と屈折力

曲率 (curvature) とは, 曲線や曲面の曲がりの程度を表すもの. また, 曲率半径 (radius of curvature) は, 曲線や曲面の曲がりの程度を円周の一部と見なして, その円の半径で表したものである. 曲率半径の逆数を曲率という.

数学上の定義は, 一定点から測った曲線の長さ s で曲線上の点を表わし, $\triangle s$ だけ離れた 2 点 P (s), P′ $(s+\triangle s)$ での接線の間の角を $\triangle \omega$ とすると, $\triangle \omega / \triangle s$ の $\triangle s \rightarrow 0$ の極限値 $d\omega/ds$ を P 点での曲率といい, その逆数を曲率半径という.

CL 関係や角膜形状関係でも, この曲率と曲率半径を混同している場合が多く見受けられる. 曲率と曲率半径は逆数関係にあるので, 大小関係が逆の表現となるので注意が必要である.

曲率半径 r の曲面で空気と CL の界面を考えよう (図 3). 空気と CL の屈折率を n_0, n_1 とする. 光が空気から CL へ屈折して進む際に, その面で生じる屈折力 (面屈折力) は

$$K = (1/r)(n_1 - n_0) \qquad (12)$$
$$ = R(n_1 - n_0) \qquad (12′)$$

で求められる. ただし, R は $(1/r)$ で界面の曲率である. 面屈折力は曲率 R と屈折率差 (n_1-n_0) に比例する. ただし, r をメートル単位の数値を採れば, R および K は $[1/m]$ つまりジオプター単位となり, レンズ屈折力の単位と一致する.

つまり, 屈折力は曲率半径に逆比例し, 曲率に比例する. 曲率半径が小さくなれば, その逆数の曲率は大きくなり, 屈折力も大きくなる.

角膜の屈折力と曲率半径[7]〜[10]

角膜の形状は, 通常ケラトメータ (オフサルモメータ) やビデオケラトスコープ (角膜トポグラフィー) で臨床的に測定できる. これらの装置で直接測定しているものは, 角膜前面の曲率半径 (本当は涙液表面の曲率半径であるが, 涙液層の厚みが極めて小さくて厚みが一様と考えられるため角膜表面の曲率半径を実測している) である. 角膜乱視や角膜屈折力の値は, 角膜前面の曲率半径から算出されたものを通常用いている.

この目的のために, 用いられている角膜の換算

屈折率 n_e には，1.332 から 1.3375 程度までメーカーにより異なっている．現在の市販装置の多くは $n_e=1.3375$ の値を採用しており，角膜表面曲率半径 r から角膜屈折力 K の算出には

$$K = (n_e - 1.0)/r \quad (13)$$
$$= (1.3375 - 1.0)/r \quad (\text{r in meter}) \quad (13')$$

あるいは

$$K = 337.5/r \quad (\text{r in mm}) \quad (14)$$

を用いている．

角膜の K 値が 45.00 D であっても，メーカーによっては曲率半径 r が換算屈折率の相違のために，7.38 mm (1.332)，7.47 mm (1.336)，7.50 mm (1.3375) 程度相違することになる．CL のフィッティングや角膜屈折矯正手術時には注意が必要である．

角膜の換算屈折率[10]

角膜表面の曲率半径 r から角膜全体の屈折力 K_T を推定するために換算屈折率 n_e が使われている．言い換えれば，角膜を無限小に薄い屈折面を考えた場合（略式模型眼）に相当する．式(5)および(13)の結果から，角膜の前後面曲率半径をそれぞれ r_2, r_3 と書き直して計算すれば，角膜換算屈折率は近似的に，

$$n_e = n_2 - (n_2 - n_3)(r_2/r_3) \quad (15)$$
$$= 1.376 - 0.04(r_2/r_3) \quad (16)$$

となる[10]．この近似式では，角膜レンズの厚みの補正項は無視している．角膜の換算屈折率は角膜の前後面曲率半径の比に依存することが明らかである（図 4）．グルストランドの精密模型眼の値を用いれば（$r_2=7.7$ mm, $r_3=6.8$ mm），上式で n_e は 1.331 程度，厳密な解では 1.3315 となる．

通常の臨床検査では，角膜後面の臨床実測が難しいことから，角膜表面の曲率半径から角膜屈折力を算出することは臨床的に許容できうるが，(16)式から予想されるように，角膜の前後面が標準的な眼ではほぼ正しい角膜屈折力が予測可能である．しかし，これより大幅に異なる場合（矯正手術の術後や，大きな角膜乱視がある場合や円錐角

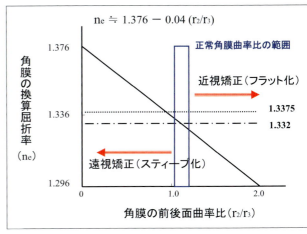

図 4．角膜の曲率比（前後面）と換算屈折率の関係
r：角膜曲率半径（r_2：前面，r_3：後面），n_e：角膜換算屈折率

膜のような場合）には，通常の 1.3375 の換算屈折率は適用できないことに十分留意されたい．

矯正手術の角膜面での矯正量や大きな角膜乱視を正しく評価するには，角膜実質の屈折率(1.376)で評価しなければ，過小評価される．計算の結果，この屈折率に起因する過小評価の程度は，337.5/376＝0.8976（約 89.8％）程度に見積もられる．

以上のような換算屈折率の問題点は，最近の角膜前後面を評価できる角膜全形状解析装置（オーブスキャン™），前眼部解析装置（ペンタカム™や前眼部 OCT）などの登場で解決されつつある．従来のように角膜の前面のみの測定から角膜換算屈折率の仮定値を用いずとも，角膜の前後面と厚みを考慮した全屈折力や角膜乱視をより正確に評価できる．

このことは，角膜屈折矯正手術時に重要であるとともに，その後の白内障手術で眼内レンズ(IOL)度数予測を行う場合にも大きな問題となる．従来法では K 値（角膜屈折力）を過大評価し，その結果 IOL 度数を過小に予測して術後遠視を招くことが極めて多くなる．ケラトメーターや角膜形状解析装置でも矯正手術後の K 値には注意が必要である[10]~[12]．

瞳孔の影響[7][8]

眼球の絞りである瞳孔は角膜レンズの屈折により眼球内にある実瞳孔の虚像（見かけの瞳孔）を観

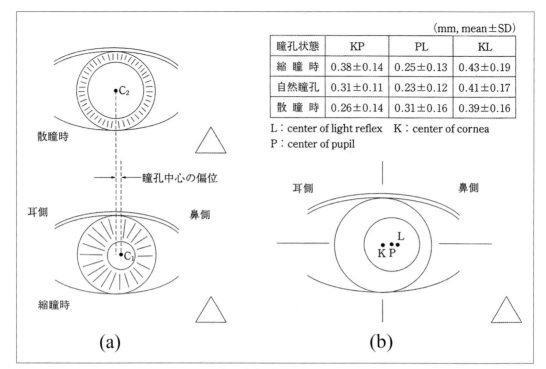

図 5. 縮瞳・散瞳に伴う瞳孔中心の偏位
a：散瞳すると瞳孔の中心は角膜の幾何学中心に近づき，縮瞳すると瞳孔中心は鼻側へ偏位する．
b：各種瞳孔状態による瞳孔中心の偏位の測定結果および瞳孔中心(P)，角膜の幾何学中心(K)および角膜反射像位置(L)の相対関係の模式図

察している．これを入射瞳(entrance pupil)という．そのため，瞳孔径は約 13～15% 程度拡大され，約 0.5 mm 程度浮き上がって観察される．臨床的にはこの入射瞳(見かけの瞳孔)を瞳孔径として取り扱っているが，実瞳孔径とは異なることに注意されたい[6]．

眼鏡や CL 矯正により，この瞳孔径の大きさや虚像位置は異なり，その効果は眼鏡レンズで大きく CL では小さい．遠視眼鏡装用下では眼や瞳孔径も大きく見えるが，一方近視の眼鏡矯正下では小さく観察される．

ハード CL は角膜への酸素供給を涙液交換で行うため，レンズは比較的小さくて角膜上で動くことが要求される．一方ソフト系のレンズでは含水率や酸素透過性が良好であれば，動きはあまり要求されなくてレンズの径も大きくて良い．しかし，眼の瞳孔は角膜(あるいは眼)の光軸上にあるのではなく僅かに偏心しており，また明るさにより瞳孔径が変化するがその変化は同心円状に縮瞳あるいは散瞳するのではなく偏心を伴う．縮瞳時には瞳孔の中心が鼻側にずれ，散瞳とともに耳側にずれて角膜の幾何学中心に近づく[7,8](図5)．このような CL＋眼の光学系は共軸系ではなく非共軸の光学系となる．多焦点 CL(もちろん眼内レンズや屈折矯正手術でも問題となる)では，これに対する配慮が必要となる．また，虹彩付きカラー CL でも装用者の瞳孔の偏心の程度や縮瞳-散瞳間での瞳孔中心の偏心の程度はあらかじめ評価しておき視機能への影響がないことを確認しておくべきである．

また，屈折矯正手術や眼内レンズ挿入術でも角膜のセンタリングは極めて重要であり，角膜の幾何学中心ではなく，瞳孔(厳密には，入射瞳)中心に行うことが，術後視機能の観点からも大切である[11]〜[13]．

角膜の屈折矯正手術と同様に CL 矯正時には，見かけの瞳孔(入射瞳)の大きさや位置が変化するが，その影響は眼鏡矯正に比べて小さく，強度の CL 矯正以外では臨床上は無視できる．CL による近視矯正では，入射瞳は小さくなりその虚像位置

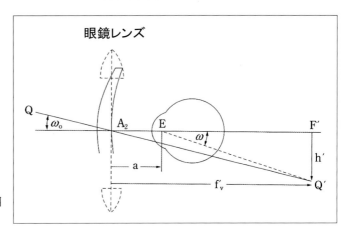

図 6.
眼鏡倍率における power factor の説明

は角膜に近づくが，遠視矯正 CL では，逆に大きくなり，虚像位置は水晶体に近づく．しかし眼鏡矯正に比べて前述の如くその影響は小さい．

網膜像の拡大・縮小[5)14)～16)]

屈折異常を眼鏡や CL で矯正すると，網膜像の大きさが変化する．未矯正下と矯正下の網膜像の大きさを比較したものを眼鏡倍率（spectacle magnification：SM）と呼び，標準的な正視眼の網膜像と矯正下のそれを比較したものを相対眼鏡倍率（relative spectacle magnification：RSM）という．

1. 眼鏡倍率

遠見視標に対して，未矯正眼の網膜像は近視眼でぼけているが，遠視眼では調節により鮮明な像となる．しかし，これらの屈折異常眼の前に眼鏡や CL で矯正すれば，網膜像の基本的な大きさは変化する．この効果を眼鏡倍率と呼ぶ．これは未矯正眼の網膜像と矯正眼での網膜像の大きさの比で定義される．

遠見での SM は次の 2 つの積で与えられる．1つは「power factor」と呼ばれるもので，レンズの後頂点屈折力とその眼から矯正レンズまでの距離に依存する．もう 1 つは「shape factor」と呼ばれるもので，レンズの前面屈折力とレンズの等価厚み（レンズの厚みをその屈折率で除したもの）に依存する．

a）Power factor

Power factor はレンズが無限に薄いとき，レンズの SM となる．図 6 に示すように，後頂点屈折力 Fv' のレンズを考え，仮にそのレンズの中心厚みを無視してこの Fv' と等しい屈折力を有する薄肉レンズが後頂点位置にあるものと考える．このレンズは入射瞳 E から a の距離にある．点 Q は光軸上にある無限遠方の物点で，微小角 ω_o の大きさとする．この Q の像はレンズによりレンズの像側焦点面 F′ 上の Q′ にでき，その光軸からの距離を h′ とすれば，$\tan\omega_o \fallingdotseq \omega_o$ であるから，

$$\omega_o = -h'/fv \tag{17}$$

そして，この像 F′Q′ は眼光学系の虚物体となり，入射瞳面に対して ω の角をなすので，

$$\omega = -h'/(fv'-a) \tag{18}$$

となる．網膜像の基本的な大きさは，入射瞳面からの物体のなす角度に直接比例するので，power factor（P）は，ω と ω_o の比で与えられ，

$$P = \omega/\omega_o = fv'/(fv'-a) = 1/(1-a\cdot Fv') \tag{19}$$

となる[5)]．

b）Shape factor

任意の距離にある物体に対して，レンズまたは光学系で形成される像の大きさはその主焦点距離に比例する．つまり主点屈折力に逆比例する．Power factor を導くのに，実際のレンズ後頂点に位置する薄肉レンズを仮想的に考えた．図 7 に示すように，この仮想的な薄肉レンズにより形成される像の高さ h′ は

$$h' = \omega_o/Fv' \tag{20}$$

となる．しかし，現実のレンズでは，像はその主点 P，P′ を通る共役な光線で決定され，これらの光線の光軸となす角度を ω_o とする．P′F′ は主焦点距離 f′ であるから，

$$h' = -\omega_o/F \tag{21}$$

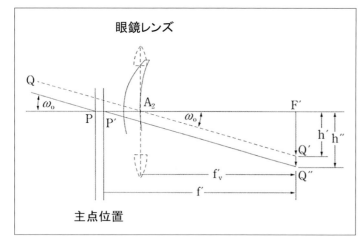

図 7. 眼鏡倍率における shape factor の説明

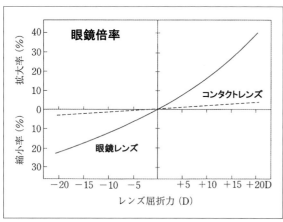

図 8. コンタクトレンズと眼鏡矯正による眼鏡倍率の相違

ここで，F はレンズの主点屈折力である．ところで，shape factor は，現実のレンズによる像と仮想的な薄肉レンズによる像の大きさの比であるから，

$$S = h''/h' = Fv'/F \quad (22)$$

ところで，後頂点屈折力 Fv′ は

$$Fv' = F/\{1-(t/n) \cdot F_1\} \quad (23)$$

ただし，F_1 はレンズ前面の屈折力，t はレンズの中心厚み，n はレンズの屈折率である．したがって，shape factor S は

$$S = Fv'/F = 1/\{1-(t/n) \cdot F_1\} \quad (24)$$

で与えられる[5]．この S はレンズの第 1 面が凸面（つまり F_1 が正）であるすべてのレンズで 1 より大きくなる．

c）眼鏡倍率の代表的な値

遠見時の眼鏡倍率 SM は，(19)および(24)式から，

$$SM = P \times S$$
$$= \{1/(1-a \cdot Fv')\} \cdot [1/\{1-(t/n) \cdot F_1\}] \quad (25)$$

となる．図 8 に眼鏡と CL の眼鏡倍率の計算結果を図示した．ただし，レンズ後頂点から入射瞳面までの距離 a は 16 mm を仮定している．

d）近見時の眼鏡倍率

近見時の SM は，遠見時の SM に proximity factor（近接項）を掛けた値で求めることができる．しかし一般にはこの近接項は 1 に極めて近い値であり，特に CL の場合には，ほとんど無視することができる．

2．相対眼鏡倍率[5)14)~16)]

標準的な正視眼の網膜像の大きさと矯正眼の網膜像の大きさの比で定義されるものを相対眼鏡倍率（relative spectacle magnification：RSM）という．

ここでは，2 つの鮮明な網膜像を比較するので，遠見物体の網膜像がその主点屈折力に逆比例するという原則が利用できる．ここで Fo を標準的な正視眼の主点屈折力，F′v を遠用の矯正レンズ屈折力（薄肉レンズを仮定），d をレンズから眼の主点までの距離，Fe を非正視眼の主点屈折力，F を非正視眼と矯正レンズを含む合成系の主点屈折力とすれば，

$$F = F'v + Fe - d \cdot F'v \cdot Fe \quad (26)$$

であるから，RSM は

$$RSM = Fo/F = Fo/(F'v + Fe - d \cdot F'v \cdot Fe) \quad (27)$$

となる.

レンズの形状と厚みを考慮に入れるには，shape factor (24)式を(27)式に掛けなければならない．RSM は考えている眼の主点屈折力 Fe の値を指定しなければ評価できない．標準的な正視眼の物側焦点距離は角膜頂点から約 15 mm であり，この値は矯正レンズの後頂点位置にきわめて近い．仮にこの値が一致しているならば，$d=-fe=1/Fe$ であるから，(37)式は単純に

$$RSM = Fo/Fe \tag{28}$$

のように表せる．

ここで，考えている眼が標準的な屈折力(この場合，$Fe=Fo$ で，非正視眼は標準的な眼軸長からはずれている，いわゆる軸性屈折異常眼である)を有し，かつ shape factor (S)を無視すれば，RSM は 1 となる(図 9)．この結果は，Knapp の法則としてよく知られており，「眼の物側焦点位置に置かれた眼鏡では，その網膜像の大きさが不変」という誤った解釈で，しばしば間違って引用されている．これは RSM と SM を混乱させ，かつ Knapp の法則の基になっている仮定を無視しているためにほかならない[5]．

RSM の主要な興味は，不同視(anisometropia)における左右網膜像の不等性の予測にあるが，必ずしも臨床的なものではない．なぜなら，眼の主点屈折力は厄介な実験的な手段でのみ正確に求められるが，ケラトメータは単に両眼の角膜屈折力の差を与えるのみである．両眼の主点屈折力が角膜とほぼ同様に異なると仮定することは妥当であるから，この仮定に基づいて，近似的な主点屈折力 (Fe)が両眼で評価できれば，RSM は(32)式より計算できる．また屈折異常の局在が単に軸性か屈折性のみによる場合には，以下のように比較的簡単な取り扱いが可能となる[5]．

a) 軸性屈折異常眼

純粋に軸性のみによる屈折異常眼では，その主点屈折力 Fe は標準的な正視眼の主点屈折力 Fo に等しいので，(27)式は次式のように変形できる．

$$RSM_A = Fe/(F'v+Fe-d \cdot F'v \cdot Fe) \tag{29}$$

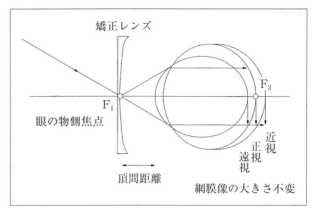

図 9. ナップの法則(Knapp's rule)の成立条件

また，この眼の物側焦点距離は，$-f=1/Fe$ であるから，

$$RSM_A = \frac{1}{1-(f+d) \cdot F'v} \tag{30}$$

となり，$f+d=-p$ の関係を使えば，

$$RSM_A = 1/(1+p \cdot F'v) \tag{31}$$

となる[5]．ただし，p は眼の物側焦点からレンズ後頂点までの距離である．

b) 屈折性屈折異常眼

純粋に屈折性のみによる屈折異常眼では，その主点での屈折異常(主点屈折度)を K にとすれば，$Fe=Fo-K$ であり，また K と F'v との関係は

$$K = \frac{F'v}{1-d \cdot F'v} \tag{32}$$

で与えられるから，(27)式は

$$RSM_R = \frac{1}{1-d \cdot F'v} \tag{33}$$

となる[5]．ただし，d はレンズ後頂点から眼の主点までの距離である．

軸性および屈折性の屈折異常眼における相対眼鏡倍率の結果を図 10，11 に示す．ただし，眼の物側焦点とレンズ後頂点間の距離 p は，3.7 mm (眼鏡)および 15.7 mm (CL)を，またレンズ後頂点から眼の物側焦点までの距離 d は，13.35 mm (眼鏡)および 1.35 mm (CL)を仮定したものである．

近視眼では，軸性の場合に網膜像の拡大が起こるが，拡大率は CL のほうが眼鏡よりも大きくなる．逆に遠視側では縮小率が CL のほうで大きくなる．また屈折性の場合には近視矯正眼で網膜像の縮小が起こり，遠視矯正眼では拡大を伴うが，

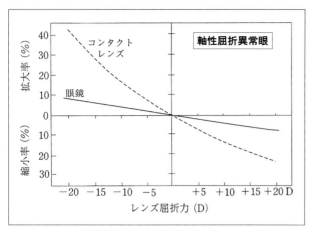

図 10. 軸性屈折異常眼での相対眼鏡倍率

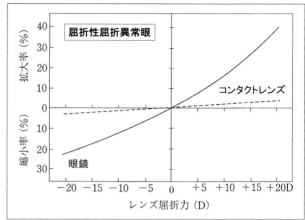

図 11. 屈折性屈折異常眼での相対眼鏡倍率

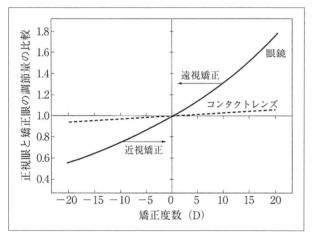

図 12. 眼鏡とコンタクトレンズ矯正下での必要調節量の比較
正視眼と比較した値（正規化した値）で示す．

CLのほうが眼鏡よりも縮小・拡大の影響は眼鏡よりも少ない．

調節への影響[5)11)12)14)15)17)]

1. 屈折異常矯正と調節

調節力の大小は個人差があるが，ほぼ年齢とともに生理的に減少する．ところで，屈折異常を眼鏡やCLで矯正された眼の調節は，正視眼のそれとはかなり相違するし，また眼の屈折異常の程度によっても異なる．

屈折力 Fc(D) のレンズ（薄肉レンズを仮定）で遠用矯正された屈折異常眼の眼前 p(m) を明視するのに必要な調節量 Xo(D) は

$$Xo = \frac{-P}{(1-d \cdot Fc)\{(1-d \cdot Fc) - d^2 \cdot P \cdot Fc\}}$$

(34)

で与えられ，近似的には次式のようになる[6)]．

$$Xo \simeq -P(1-d \cdot Fc)^2 \simeq -P(1+2d \cdot Fc) \quad (35)$$

ただし，Xo は眼の主点での調節量，つまり ocular accommodation であり，眼鏡面を基準にした spectacle accommodation Xs とは異なる．眼鏡面と眼の主点位置との距離を d(m) とすれば，両者の関係は

$$Xo = \frac{Xs}{\{1-d(Fc-Xs)\}(1-d \cdot Fc)} \quad (36)$$

となり[5)]，近視矯正眼では常に $Xo \angle Xs$ となり，また正視眼に比較して少ない調節量ですむことになる．眼鏡による矯正眼では，この効果はCLによる場合よりも大となる．

正視眼と比較した屈折異常矯正眼の必要調節量を図12に示す．近視矯正眼で少ない調節ですみ，遠視矯正眼でより多くの調節を必要とする．眼鏡に比較してCL矯正では近視側でより多くの調節が必要で，遠視側で眼鏡より少ない調節ですむことになる[6)]．特に，初老の近視眼で眼鏡装用している者がCLに変更した場合，眼鏡よりCLで多くの調節を必要とするため，近くの物が見にくくなり老眼が顕著となるため注意が必要である．

2. 矯正手術と調節[11)12)17)]

眼鏡やCL矯正されている者が屈折矯正手術を受けた場合，術後の調節にはどのようなことが起こるのであろうか？ ここでは角膜の屈折矯正手術（PRK，LASIK，LASEKなど）を考えよう．

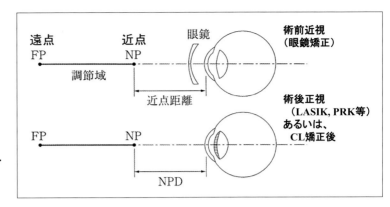

図 13.
屈折矯正の違いによる調節域，遠点・近点の相違

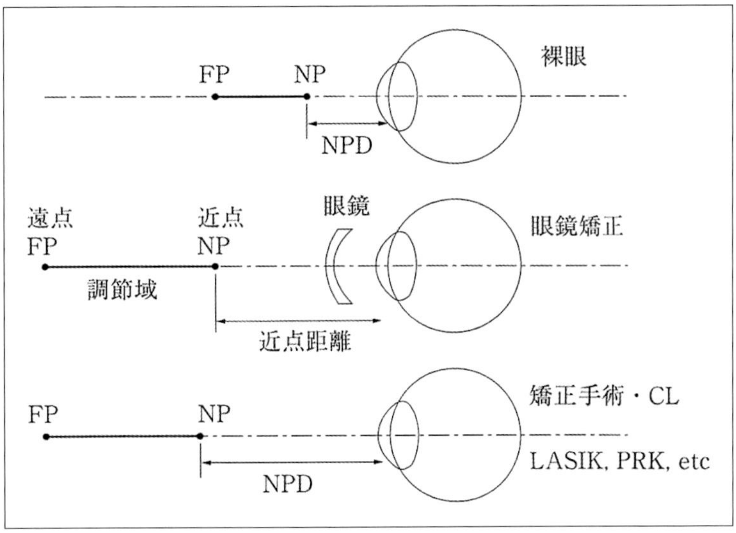

図 14.
角膜屈折矯正手術が術後調節に及ぼす影響
術前の遠点(FP)と近点(NP)間の距離，すなわち調節域(あるいは近点距離NPD)が術後も同じであれば，角膜屈折力が減少した近視矯正の術後眼は水晶体の屈折力を増加させなければならなくなる．術前後の水晶体調節力が同じであれば，術後の近点(NP)位置は必然的に遠ざかることとなる．

　角膜切除を行う屈折矯正手術では，角膜での屈折力の増減を行っているため基本的にはCL矯正と同様に考えることができる．近視眼の矯正手術を受けると，術後ほぼ正視になるため，近くが以前よりも見にくくなることは一般的によく知られている．術前眼鏡矯正されていた眼が，角膜屈折矯正手術を受けると，遠点(FP)は変わらなくても近点(NP)は遠ざかる(図13)．これは前述したように，眼鏡矯正の近視眼は正視眼よりも少ない調節で明視できるためで，術前の眼鏡矯正時と同じ近点位置まで術後の正視眼で明視しようとすると，水晶体の調節は以前よりもその屈折力を増加させなければならなくなるためである．近視矯正では術後に角膜の屈折力が減少しているため，術前と同じ近点位置に調節しようとすれば，水晶体の調節力を以前にもまして増加させなければならない(図14)．

　術前近視眼が矯正手術後正視に近づけば，術後の調節への負担は増加する．これは術前矯正手段が眼鏡でもCLでも同じことである．眼鏡矯正のほうが影響が大きくCLではその影響は少ない．一方，術前遠視眼では，矯正手術後に正視に近づくと術後の調節負担は少なくなる(図12を参照)．

　調節の観点から矯正手術を考えれば，近視矯正は術後の調節負担が増加し近くが見にくくなりやすく，近方視の満足度は低下しやすく注意が必要となる．遠視矯正では術後の調節負担は軽減するため，近方視への満足度は大きいといえる．これらの効果は，術前の眼鏡矯正眼で大きく，術前CL装用者では軽微である．

輻輳の影響[5]

　屈折異常を矯正された眼が輻輳するとき，その矯正方法によっては必要な輻輳量は異なる．特に眼鏡とCLでは大きく異なり，前述の調節と同様に留意すべきである．特に眼鏡矯正ではレンズの

プリズム効果による輻輳量への影響は大きいが，CL では眼球とともに回旋するので影響は少ない．また，両眼視機能を考えるうえでは，調節と輻輳の両者の影響も大切である．しかし，眼鏡矯正とは異なり CL や角膜屈折手術矯正では，調節や輻輳量はほぼ正視眼並であるため，輻輳調節比もほぼ 1 に近い値となり影響は少ない．

不同視を矯正する場合，眼鏡では頂間距離の影響で，近方下方視にプリズム効果(上下方向の)が発生し厄介な複視を伴うが，CL や角膜屈折矯正手術ではこのような問題は回避できる利点がある．しかし，CL 矯正では症例によっては不等像の問題が残存する場合もあるが(相対眼鏡倍率の項を参照)，屈折矯正手術では不等像や上下方向の眼位の問題は基本的に発生しない特徴がある．これは屈折矯正手術の最大の適応が不同視矯正である所以である．

文　献

1) Bennett AG：Optics of Contact Lens, Hatton Press, London, 1949.
2) 保坂明朗：コンタクトレンズの光学的知識．眼科 Mook No. 2(コンタクトレンズ)，金原出版，pp. 1-18, 1978.
3) 湖崎　克(編)：コンタクトレンズの処方と苦情処理．金原出版，1970.
4) 曲谷久雄：多焦点コンタクトレンズの現状と未来．あたらしい眼科，**7**：999-1008, 1990.
5) 魚里　博：近視の光学と眼鏡．眼科 MOOK No. 34(近視)，金原出版，pp. 132-148, 1987.
6) 西信元嗣(編)：眼光学の基礎，金原出版，pp. 51-56, pp. 134-136, 1991.
7) 魚里　博：眼内レンズ／コンタクトレンズの光学系．O plus E, **167**：77-83, 1993.
8) 魚里　博：コンタクトレンズの学術，光学的概念．コンタクトレンズ診療最前線 改訂第 2 版(湖崎克，西信元嗣，加藤桂一郎編)，金原出版，pp. 154-167, 2000. あるいは，魚里　博：視機能検査(視力・屈折)における瞳孔径と瞬目の影響．眼鏡学ジャーナル，**13**(2)：2-5, 2010.
9) 川守田拓志，魚里　博：涙液が角膜収差の時間的変化に与える影響．眼紀，**56**：3-6, 2005.
10) 魚里　博：角膜屈折検査における角膜の換算屈折率．視覚の科学，**18**：9-14, 1997.
11) 魚里　博，清水公也編著：屈折矯正のプロセスと実際(水流忠彦監)，金原出版，p. 207, 1988.
12) 魚里　博：屈折矯正における眼球光学系と視機能検査．視覚の科学，**22**：66-84, 2001.
13) Uozato H, Guyton DL：Centering Corneal Surgical Procedures. Am J Ophthalmol, **103**：264-275, 1987.
14) 魚里　博：コンタクトレンズにおける眼光学．臨眼，**58**(12)：2211-2220, 2004.
15) 魚里　博：コンタクトレンズ(CL)処方に必要な眼光学．日コレ誌，**48**：108-116, 2006.
16) 魚里　博：眼鏡処方に必要な眼光学―眼鏡レンズの網膜倍率―．あたらしい眼科，**32**(臨増)：3-7, 2015.
17) 魚里　博：眼鏡処方に必要な眼光学―眼鏡レンズと見かけの調節―．あたらしい眼科，**32**(臨増)：8-10, 2015.

特集／日常診療で役立つ眼光学の知識

屈折矯正法と眼光学

満足度の高い眼鏡・コンタクトレンズ合わせ

梶田雅義*

Key Words : 屈折異常 (refractive errors), 調節 (accommodation), 累進屈折力レンズ (progressive addition lens : PAL), モノビジョン (mono-vision), バイビジョン (bi-vision), オールタネイトビジョン (alternate-vision)

Abstract : 視力測定は一般には片眼で行われており，左右眼がそれぞれ良好な視力が得られる矯正度数で眼鏡が処方されている．しかし，小型化した携帯情報端末の普及によって，これまで経験したことがないほど近い距離を長時間見続けることが多くなった昨今では，調節や輻湊に負担が掛かりすぎ，両眼ともに遠くが良く見える矯正では，満足できない症例も多くなってきている．両眼視機能が良好な例では両眼で遠くから近くまで快適に見える矯正が必要であり，不同視や斜位など両眼視が得意ではない症例ではモノビジョン矯正で遠くから近くまで見える矯正が奏効する．

また，遠視的な性格の人は遠方重視の矯正を好み，近視的な性格の人は近方視を重視した矯正を好む傾向にあるが，いずれも遠くから近くまで見える矯正を要求する．屈折異常の特徴と視機能の特性およびそれらの加齢変化に個人が持つ生来の性格を加味した矯正が満足度向上のために必要である．

屈折と調節の名称

屈折と調節の名称はピントを合わせることができる距離でイメージするとわかりやすい．ピントを合わせることができる最も遠い距離は遠点であり，最も近い距離は近点である．自覚的屈折検査で最良視力が得られる最弱屈折値を距離に換算した値が自覚遠点であり，オートレフラクトメータや検影法を用いた他覚的屈折検査で測定された値を距離に換算した値が他覚遠点である．アコモドポリレコーダなどで測定される自覚的にピントを合わせることができる最も近い距離は自覚近点であり，赤外線オプトメータなどで他覚的に測定される最大調節時の屈折値を距離に換算した値が他覚近点である．それらの位置関係は通常は遠くから近くに向かって，自覚遠点，他覚遠点，他覚近点，自覚近点の順である(図1)．自覚遠点と自覚近点との間は自覚的調節域(明視域)であり，他覚遠点と他覚近点の間は他覚的調節域である．調節域の幅をジオプトリ単位で示したものが調節力である．

どこを見るともなくボーッと見ているときには，遠点にピントが合った状態ではなく，それよりも若干近くにピントが合っている．生理的調節緊張状態における安静屈折状態であり，このときピントが合っている位置は調節安静位と呼ばれる．

調節安静位から近方に向かう調節を正の調節，調節安静位から遠方へ向かう調節を負の調節と呼ぶ．両者を合わせて単に"調節"と呼んでいる．

明視域の範囲内にある物体を注視しているときに，その物体の位置に正しくピントを合わせてい

---

* Masayoshi KAJITA, 〒108-0023 東京都港区芝浦3-6-3 協栄ビル4階 梶田眼科, 院長

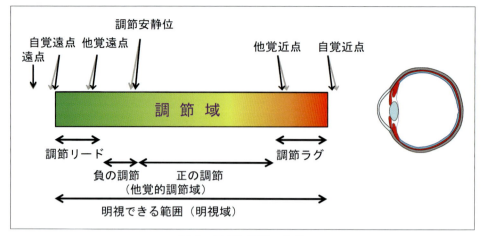

図 1. 屈折と調節の名称

ピントが合う最も遠い距離が遠点，最も近い距離が近点であり，それぞれ自覚と他覚がある．遠視眼では実空間に存在しないので，ジオプトリ単位で扱ったほうがわかりやすい．調節に最も負担がかからない距離が調節安静位であり，それより遠くにピントを合わせるのは交感神経が担当し，負の調節と呼ばれる．それより近くにピントを合わせるのは副交感神経が担当し，正の調節と呼ばれている．

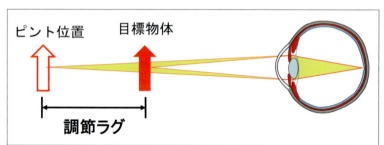

図 2.
調節ラグ
視物体よりも遠くにピントが合っている状態で，自覚的には完全に明視できていると知覚している状態で，実際の視物体の距離とピントが合っている距離のズレを調節ラグという．

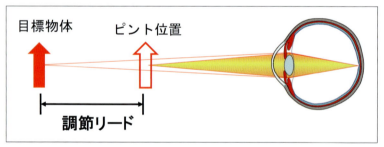

図 3.
調節リード
視物体よりも近くにピントが合っている状態で，自覚的には完全に明視できていると知覚している状態で，実際の視物体の距離とピントが合っている距離のズレを調節リードという．

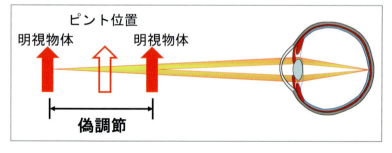

図 4.
偽調節
眼の調節系に全く変化が起こっていない状態で，ピントが合っていると自覚できる距離範囲がある状態を偽調節という．この範囲は個人差が多く，心理的にも大きく変動する．

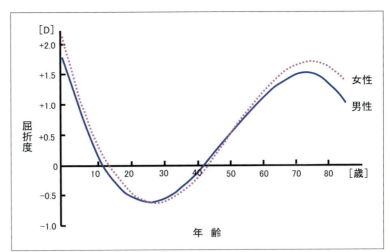

図 5.
加齢に伴う屈折値の変化
加齢に伴って屈折値が変動する．20 歳代後半で最も近視が強まり，その後，近視は減少し，2D 程度まで遠視化するといわれている．

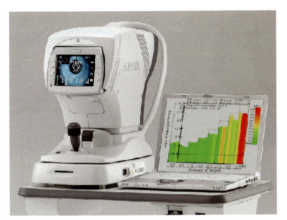

図 6. 調節機能解析装置 AA-2（ニデック社製）

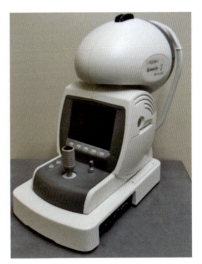

図 7. 調節機能解析装置 アコモレフ
（ライト製作所社製）

るとは限らない．これは大脳の視覚処理が関与する．明視物体の距離よりも遠くにピントを合わせている状態を調節ラグ（調節の遅れ）と呼び（図 2），明視物体の距離よりも近くにピントを合わせている状態を調節リード（調節の進み）と呼ぶ（図 3）．正常な調節機能状態にある場合には，調節安静位よりも遠方では調節リードが生じ，調節安静位よりも近方では調節ラグが生じ，偽調節として機能する（図 4）．

屈折と調節の加齢変化

加齢に伴い調節力は低下する．水晶体囊の弾性が減少し，水晶体は固くなる．毛様体筋が収縮して毛様小帯が弛緩しても水晶体の曲率が十分に増加しなくなることが調節力減少の原因と考えられている．年齢とともに毛様小帯の作用力が減少することも関与すると考えられている．年齢の増加とともに調節力が減じ，近点が遠ざかるのが老視の一般的現象であるが，石原[1]によれば 50 歳以後になると遠点も遠ざかり屈折状態が一般に遠視側へ移行する．いわゆる老人性遠視となる．屈折値は 30 歳くらいまでは近視側にシフトし，その後は遠視側にシフトする（図 5）．平均的には加齢に伴い＋2.00 D 程度遠視化する[2]．恒久的な屈折矯正を行うときには加齢に伴う遠視化に対する注意が必要である[3]．

調節機能検査の必要性

調節力が十分にある眼では単焦点レンズによる矯正で遠くも近くも良好な視力が得られる．しかし，良好な視力が得られても，快適に見えているかはわからない．

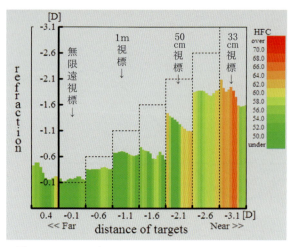

図 8. Fk-map (Fluctuation of Kinetic refraction map)
横軸は視標位置，縦軸は屈折値，カラーバーの上端は被検眼の屈折値，カラーバーの色は調節微動の高周波数成分出現頻度(High Frequency Component：HFC)を示す．毛様体筋の震えが大きいときには赤色，震えが小さいときには緑色，その間を震えの大きさに応じてグラデーションで示す．

AA-2(ニデック社製：図 6)やアコモレフ(ライト製作所：図 7)を用いて調節機能検査を行うと(図 8)，快適に調節できる範囲が容易に測定できる．

1．正常な調節機能

20 歳代で，疲れの症状もなく，安定して良好な調節力を有する症例では正常な Fk-map が記録される(図 9)．他覚的に右 1.87 D，左 1.53 D の調節反応量が記録され，両眼ともに -2.00 D 程度の近視眼であることがわかる．このような症例では両眼同時雲霧法で得られた矯正で快適な眼鏡やコンタクトレンズが提供できる[4]．

2．テクノストレス眼症

20 歳代で，近方視を行おうとすると，眼の奥の痛みや頭痛が生じて近方視作業ができない．遠くを見ているときには何も症状はない(図 10)．最近，急激に増加しているテクノストレス眼症の Fk-map 所見である．67 cm よりも遠い視標に対しては，老視眼と同様に調節が生じておらず，50 cm の視標から近い距離では調節緊張症と同様に HFC 値が高くなっている．調節反応量は右 1.45 D，左 1.77 D であり，前述の正常者と同程度の調節力は発揮できる．単焦点レンズでは遠方視に問題はないが，近方視は見えても快適な矯正ではない．視標位置を 2 コマ右にシフトしてあげれば，40 cm の距離までは HFC 値が上昇せず，調節力も 1 D 増加させることができるため，加入度数 +1.00 D の累進屈折力レンズの処方が奏効する．眼鏡でもコンタクトレンズでも対応が可能である．

3．調節緊張症

20 歳代で，急激な視力低下と眼精疲労を訴えて

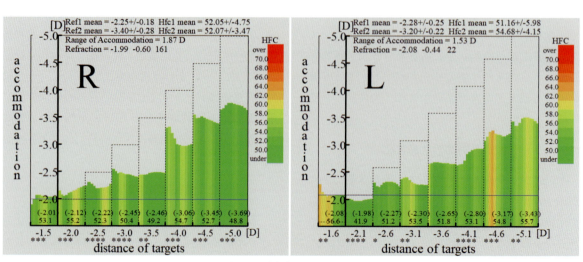

図 9．正常者の Fk-map
単焦点レンズで処方してよい．

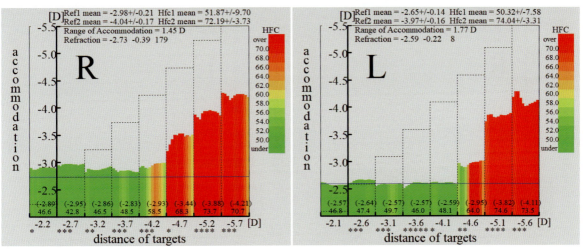

図 10. テクノストレス眼症の Fk-map
単焦点レンズの処方では近方視に調節負荷が強く掛かって快適さを損ねる. 累進屈折力レンズ眼鏡が快適さを提供する.

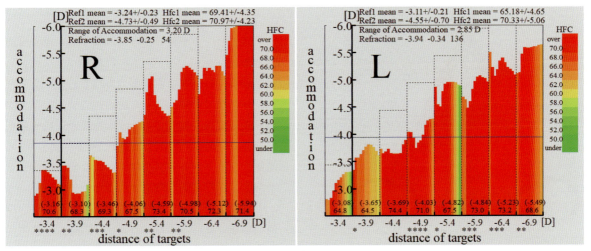

図 11. 調節緊張症の Fk-map
無限遠視標に対しても調節微動が強く起こっていることから, 他覚的および自覚的屈折検査の信頼度はきわめて低い. 調節緊張を和らげる治療を施した後に, 矯正するのが望ましい.

来院した. ピント位置は視標を追随し, 調節反応量は右 3.20 D, 左 3.85 D で正常者よりも大きな調節力を有している(図 11). しかし, いずれの視標に対しても高い HFC 値が観察され, 毛様体筋が常に激しい緊張状態にあることがわかる. このような症例をこのままの調節状態で眼鏡やコンタクトレンズの処方を行っても, 快適な矯正を提供することは不可能である. まずは, 点眼液などの投与を行い, 調節機能が正常に回復してから眼鏡やコンタクトレンズの処方を行う. 点眼液のみでは症状の改善が図れない場合には, 調節に負担を掛けないように累進屈折力レンズ眼鏡や遠近両用

コンタクトレンズの処方が必要である.

4. 老 視

10 歳代後半で, 眼鏡を掛けると手元が見えにくいと訴えて来院した. 調節反応量は右 0.41 D, 左 0.53 D に低下しており, 最近話題になっている"スマホ老眼"の所見である(図 12). 眼鏡を使用しないで, 長時間スマートフォンを見続ける症例に多い. 眼鏡を使用してスマートフォンを見る習慣を指導するだけで, 改善する症例も少なくないが, 眼鏡を装用してスマートフォンを見ると頭痛が生じたり, 気分が悪くなる症例も多い. 眼鏡の度数を下げると, 良好な遠方視力が得られず不満

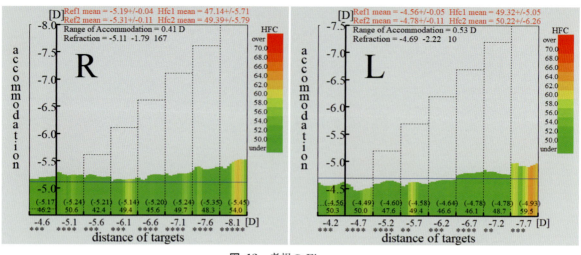

図 12. 老視の Fk-map

中高齢者では老視と診断でき，累進屈折力レンズ眼鏡の処方が必要である．若年者では調節機能を回復するための治療を行う．改善が認められない場合には累進屈折力レンズの処方が必要になる．

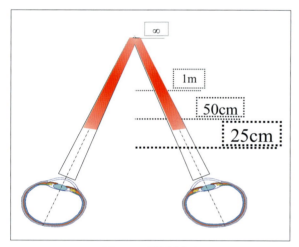

図 13. 両眼視矯正
赤い帯の部分はピントが合う距離範囲を示す．両眼ともに同じ距離が明視できるように矯正する．

が生じる場合には，＋0.50 D〜＋1.00 D 加入の累進屈折力レンズが奏効する．

もちろん，高齢者で同様の Fk-map が記録される場合には，年齢に応じた累進屈折力レンズの処方が必須である．

眼位異常と輻湊調節

輻湊と調節は密接な関係があり，輻湊努力を行うと調節が生じる．これを輻湊調節あるいは斜位近視と呼ぶ．反対に調節努力を行うと輻湊が生じる．これを調節輻湊と呼ぶ．すなわち，近くを見るときには両眼視を行うために視線を内寄せすると同時にピントを近い距離に調整する一連の反応である．

外斜位では過剰な輻湊努力を行う必要があるため，片眼視での矯正よりも両眼視の矯正のほうが強い近視度数を要求する．この度数が近視過矯正になり，眼精疲労の原因になっていることも多い．適切なプリズムレンズを加えることで，過矯正を予防し，眼精疲労を解消することができる．

内斜位は遠方視で開散努力が必要であるが，開散の状態を長時間維持することは困難で，複視やめまいを訴えることが多い．また上斜位も同様の訴えがあるが，内斜位よりも訴えは強い．いずれもプリズム眼鏡の処方が奏効するが，症例によっては両眼視が不安定になっており，モノビジョンあるいは交代視矯正のほうが快適さを提供しやすい．

矯正手法

1．両眼視矯正（バイビジョン）

両眼がともに同じ距離にピントが合うように矯正する方法である（図13）．遠くから近くまで連続した明視域を実現するためには，調節力が不足した眼，あるいは近方視に調節負担が多いテクノストレス眼症や，調節力が低下した老視・調節衰弱では累進屈折力レンズ眼鏡や遠近両用コンタクトレンズによる矯正が必要である．

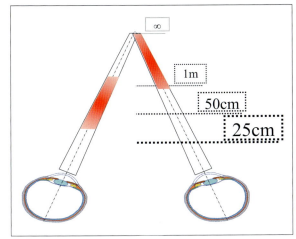

図 14. モノビジョン矯正
両眼視が成立する範囲で左右眼に矯正度数の差をつけて実空間を快適に明視できるように矯正する．

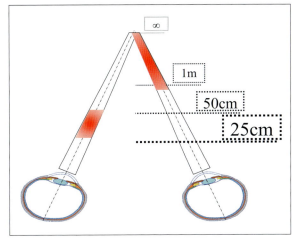

図 15. 交代視矯正
あえて両眼視が成立しないように左右眼の矯正度数差を設けて，必要な視空間を快適に見えるように矯正する．

2．片眼視矯正（モノビジョン）

両眼視が損なわれない程度に左右眼の矯正度数に差をつけて，近方視対策や輻湊負荷の軽減を図る矯正方法である（図 14）．一般的には利き目を遠方に矯正し，非利き目を近方視に矯正するが，違和感を訴える場合には逆の矯正を行うと不快感がなくなることもある．理想的には日常視で汎用する 1 m 前後の距離を両眼で見ることができるように矯正度数の差は 1.00 D 前後に設定するのが良い．生来の不同視眼，外斜位や内斜位などの眼位異常で，両眼視が不得意な症例で奏効することがある．調節力が低下している例や近方視時に調節負担が大きい例でも奏効し，累進屈折力レンズ眼鏡や遠近両用コンタクトレンズがさらに快適さを増すことも多い．

3．交代視矯正（オールタネイトビジョン）

両眼視ができないように左右眼の矯正度数の差をつけて処方する方法である（図 15）．両眼で同じ物体が同程度に明瞭に見える矯正で融像が成立せず，複視が生じる場合に有効である．眼位異常があり，プリズム眼鏡で左右眼の像の位置は近づくものの，両眼視が成立しない症例で奏効することがある．調節機能の状態によっては，累進屈折力レンズ眼鏡や遠近両用コンタクトレンズによる矯正のほうが満足度は高い．左右眼の矯正度数差は 1.50 D 以上が必要である．

おわりに

左右眼がそれぞれ良好な視力を提供すれば快適というわけではなく，日常視で瞬時に遠方から近方まで明視できる矯正が快適さを提供する．加齢に伴って低下するのは調節力だけではなく，両眼視機能も網膜の解像度も低下している．遠方視力だけにこだわらず，症例ごとに快適な視機能を提供するテクニックが必要である．

文　献

1) 石原　忍：日本人の目の調節．河本記念論文．日眼会誌，**23**：1912.
2) 魚里　博：眼光鋭く．Tomey Ophthalmology News, **28**：5，2001.
3) 梶田雅義：年齢と屈折度の変化．あたらしい眼科，**18**：1233-1237，2001.
4) 梶田雅義：眼鏡・コンタクトレンズ処方ハンドブック，三輪書店，pp.30-32，2018.
   Summary　眼精疲労に対するさまざまな処方例を呈示して解説した著書．

特集／日常診療で役立つ眼光学の知識
屈折矯正法と眼光学

屈折矯正手術の眼光学

五十嵐章史*

Key Words: prolate shape, oblate shape, 高次収差 (higher order aberrations), コントラスト感度 (contrast sensitivity), 散乱 (ocular scattering), double lens 効果 (double lens effect), グレア・ハロー (glare・halo)

Abstract: 屈折矯正手術は大きく，角膜形状を変化させる角膜屈折矯正手術と，眼内に人工レンズを加える有水晶体眼内レンズ手術の2つに分けられ，それぞれ術後の眼球光学特性は異なっている．一般的に近視矯正において，前者は角膜形状が oblate 化するため，矯正量に依存し球面収差が増加する傾向にあり，後者は水晶体という凸レンズの前に人工の凹レンズが挿入されることで double lens 効果が生じ球面収差が打ち消される傾向にある．近年はさまざまな屈折矯正手術法が存在し，裸眼視力がよいことは勿論のこと，より術後の高次視機能が追及される傾向があり，検査法も高次収差測定，コントラスト感度の他，前方・後方散乱を測定する機器も登場し，各術式と術後の光学特性についてそれぞれ理解したうえで手術適応を決定する必要がある．

角膜屈折矯正手術

1．手術の変遷

近代的な角膜屈折矯正手術は，1979年にFyodorovらが報告[1]した放射状角膜前面切開術（radial keratotomy：RK）を始まりとする．RKはダイヤモンドメスを用い，用手的に角膜前面を放射状に切開することで，角膜中央部を平坦化し近視矯正を行う術式である．しかし，術者により矯正精度が異なること，屈折に日内変動を有すること，術後の感染や角膜穿孔のリスクがあることなどから，現在ではほぼ姿を消した術式となっている．1980年代に入りエキシマレーザーが登場したことで，術者を選ばず，より安全に定量的に角膜を変形させることが可能となり，PRK（photorefractive keratectomy）や LASIK（laser *in situ* keratomileusis）といった術式が登場した．特にLASIKは術後の疼痛が少なく，矯正精度も良好で，Hazeも生じないことから国内でも大流行した．その後LASIKの流行とともにフェムトセカンドレーザーが登場し，近年ではエキシマレーザーではなくフェムトセカンドレーザーのみを使用したリレックス（Refractive Lenticle Extraction：ReLEx）と呼ばれる新たな角膜屈折矯正手術[2]も登場している．

2．角膜屈折矯正手術（近視矯正）による角膜形状変化

元々，人の角膜は中央部がスティープ，周辺部はフラットなカーブへとなだらかに移行していく非球面形状（prolate shape）である．しかし角膜屈折矯正手術による近視矯正術後では，角膜中央部はフラット化し，周辺部はスティープ化する（oblate shape）（図1）．この変化により，中央部と周辺部で光の屈折は大きな差を生じることになり，

---

* Akihito IGARASHI, 〒107-0052　東京都港区赤坂8-10-16　山王病院アイセンター

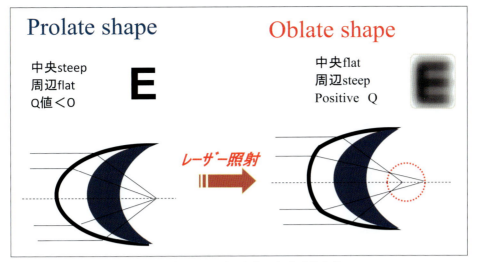

図 1. 角膜屈折矯正術後の角膜形状変化
LASIK をはじめとした角膜屈折矯正手術における近視矯正では，角膜中央部がフラット化，周辺部がスティープ化し，oblate 形状へと変化するため，球面収差が増加する傾向にある．

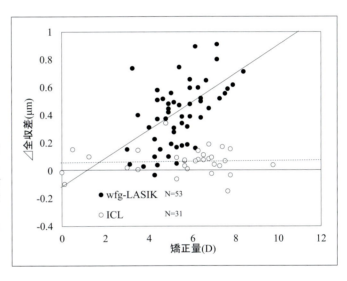

図 2.
矯正量と全高次収差変化の関係
当院で手術を施行し，矯正量をマッチングさせた wavefront-guided LASIK (wfg-LASIK) と ICL について横軸に矯正量，縦軸に術前後の全高次収差変化量を示す．Wfg-LASIK は矯正量に比例し，全高次収差変化量が増加している．一方，ICL は術前後の全高次収差変化量が小さいうえ，矯正量に対して変化しない．

球面収差が増加する．この変化は当然，矯正量に依存するため，強度近視群では視機能が低下する要因となる（図 2）．

3. 波面収差測定を用いた wavefront-guided ablation

PRK，LASIK 術後に高次収差が増加することから，2000 年より眼球高次収差測定をもとにレーザー照射を行う wavefront-guided ablation が登場した．登場当初は，球面，円柱度数といったいわゆる低次収差に加え，3 次以降の高次収差（コマ・球面収差）を治療する照射法として高い期待をもったが，実際の臨床効果は限定的であり，従来照射と比較して有意に高次収差の増加が少なく，コントラスト感度が良好であるという報告[3]もあれば，統計的に有意差はみられないという報告[4]もある．近年の meta-analysis[5] においても大きな有意性は報告されていない．Wavefront-guided ablation における問題点としては術前高次収差測定と治療の再現性が挙げられる．この治療は各症例ごとに術前高次収差測定を行い，その高次収差結果を反映し，角膜にレーザー照射を行うことになるが，この照射が術前測定値とずれてしまうと逆に高次収差が増加するという"諸刃の剣"の作用を有することになる．この問題点を改善さ

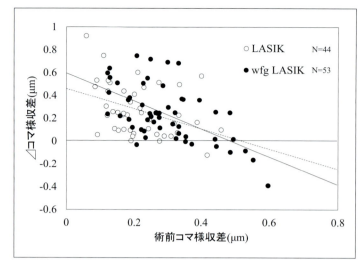

図 3.
術前コマ様収差と術前後コマ様収差変化量
（6 mm 解析径）
当院で手術を施行し，矯正量をマッチングさせた通常照射の LASIK と wavefront-guided LASIK（wfg-LASIK）について，横軸に術前のコマ様収差，縦軸に術前後のコマ様収差変化量を示す．術前のコマ様収差が大きい例では，特に wfg-LASIK（黒点，黒線）では術後改善傾向にある．

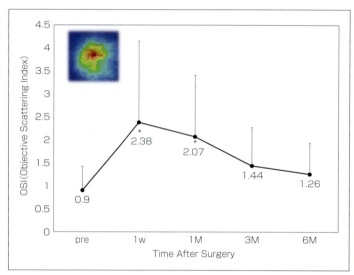

図 4.
ReLEx 術前後における前方散乱の変化
ReLEx 術後早期には，OSI は一過性に大きくなるが，術後 6 か月にかけて徐々に改善を認める．

せるため，アイトラッキング機能，虹彩認証システム，レーザーのフライングスポット照射などが開発されたが，完全な解決には至っていない．現状では，術前の高次収差が大きい症例では術後高次収差を改善しうる効果を認めている（図 3）が，根本的に角膜の prolate 化を防ぐことはできないため，矯正量が増えると全体の高次収差は増加してしまう（図 2）．

4. ReLEx とその眼球光学特性

最新の角膜屈折矯正手術として，従来のエキシマレーザーを用いずフェムトセカンドレーザーという異なるレーザーを用いて角膜形状を変化させる ReLEx という手術が登場[2]している．フェムトセカンドレーザーは近赤外線波長で photodisruption（光切断）という原理により組織に自由な切開面を作ることが可能なレーザーであり，ReLEx はこのレーザーを用いて角膜内部の組織片（レンチクル）を切り取り，摘出することで近視や乱視を治す術式である．基本的には LASIK や PRK と同様の角膜形状変化を生じるが，LASIK より術前後の球面収差増加が少ないという報告[6]がある．これは角膜を平らにするためのレーザー特性に起因する．エキシマレーザーは角膜を"削る"レーザーであるが，角膜が球状であることから，このレーザーの照射効率は角膜中央部で強く，周辺部で弱くなる傾向にあり，oblate 化が顕著になりやすい．一方，ReLEx は矯正量に合わせ角膜実質切片（レンチクル）を"切り取る"ため，周辺部で切除効率が弱まることがなく，oblate 化が緩和されているのではないかと考えられる．

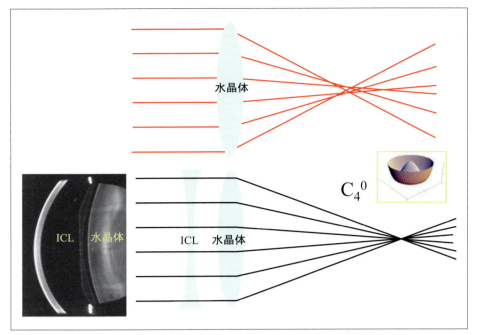

図 5. Double lens 効果
有水晶体眼内レンズ(ICL)による近視矯正では，眼内にもともとある凸レンズである水晶体に対して，凹レンズ(ICL)を移植することで，球面収差を打ち消しあう作用が得られる．

一方で ReLEx は LASIK と比較し，術直後の視力やコントラスト感度の改善が緩やかな傾向がある．その要因について Kamiya らは術後の前方散乱の経時的変化について報告[7]している．測定機器は OQAS(Visiometrics 社)を用いて，前方散乱の指標である OSI(objective scattering index)を術後 1 週～6 か月経時的に測定した．結果，OSI は術直後より悪化を認め，6 か月にかけて徐々に改善を認めている(図 4)．ReLEx は前述の原理より角膜実質切片を切り取っているが，その角膜切断面の性状が前方散乱へ影響すると考えられている．

有水晶体眼内レンズ手術

1．有水晶体眼内レンズの種類と変遷

有水晶体眼内レンズは 1950 年代にその基本となる概念が提唱され，1986 年に Fechner らにより虹彩把持型，1987 年に Baikoff らにより隅角支持型，Fyodorov らにより後房型の原型が報告されている．現在，この 3 種類の有水晶体眼内レンズはそれぞれ進歩を遂げ製品化に至っているが，長期的な安全性により国内で厚生労働省の承認を受けているのは後房型レンズである implantable collamer lens(ICL)のみである．ICL は前述の Fyodorov をはじめとしたロシアのグループの基礎研究を踏まえ，1993 年 STAAR Surgical 社によって開発された．Collamer と呼ばれる重合体でできたプレート型の眼内レンズで，虹彩と水晶体の間のスペースである後房へ移植される．

2．Double lens 効果と網膜像への倍率効果

近視矯正における有水晶体眼内レンズ手術では，眼内で水晶体という凸レンズに対して，凹レンズを移植することで double lens 効果[8](図 5)と呼ばれる球面収差を打ち消しあう作用が得られるほか，術前後で角膜形状変化が生じないため高次収差増加はほとんどない．また一般的に近視矯正は瞳孔面に近いところで矯正されるほうが，より網膜像への倍率効果が生じにくい特性があり[9](図 6)，その点で ICL はその他の屈折矯正法と比べ最も優れている．

3．LASIK と ICL の高次収差，コントラスト感度比較

前述のとおり，角膜屈折矯正手術と有水晶体眼内レンズ手術では，角膜への侵襲の違いから術前

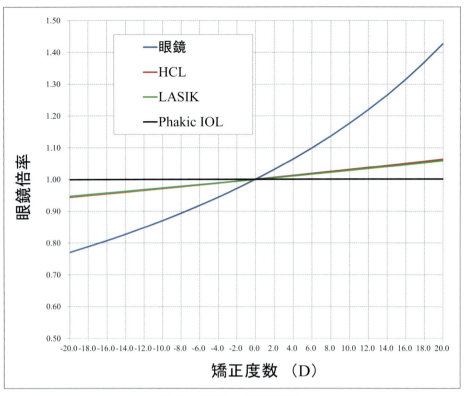

図 6. 網膜像への倍率効果
網膜像への倍率効果への影響は瞳孔面に近い矯正ほど少なくなるため，その影響は，眼鏡＞HCL＝LASIK＞phakic IOL の順となる．

後の光学特性が異なっている．過去に LASIK と ICL の術前後の高次収差およびコントラスト感度を比較した報告[10)11)]では，-6 D 以上の強度近視群を対象とした場合，LASIK 群では術前後で高次収差が増加し，コントラスト感度が低下する一方，ICL 群では高次収差増加はわずかで，コントラスト感度が改善するとのことであった[10)]．また-6 D 未満の軽度・中等度近視群において同様な比較では，ICL 群では同様の結果であり，LASIK 群では高次収差の増加が少なく，コントラスト感度低下はなかったとしている[11)]．これらの結果は前述の矯正量に依存した角膜形状の oblate 化に伴う高次収差の増加および術式別の網膜像の倍率変化特性が反映していると思われる．

4．貫通孔付き ICL の登場（Hole ICL：ICL KS-AquaPORT）と光学特性への影響

従来の ICL は前房と後房を遮断するようにレンズが移植されるため，房水循環が妨げられ，周辺虹彩切除を必要とした．またこの虹彩切除により，本来循環すべき水晶体前面の房水の流れが減少することで代謝性白内障を生じることがあるというリスクがあり，安全性における大きな懸念要素であった．そこで 2004 年より清水は ICL 中央より房水が循環できるよう 0.36 mm の貫通孔がついたレンズを考案した．このレンズ開発ではいくつかの動物実験[12)13)]を経て水晶体への安全性を証明したのち，レンズ中央の孔に対する光学シミュレーション[14)]を重ね，0.36 mm という大きさが最適であるという結論に至っている．2007～10 年に臨床応用を行い良好な臨床結果[15)]を得たことから，2011 年に欧州にて CE マークを取得し，2014 年には国内にて ICL KS-AquaPORT として承認を得るに至ったが，その後，世界的にこのレンズが現在のゴールデンスタンダードとして普及している．眼光学の観点では，実際の中央に孔があるこのレンズの臨床上での問題は生じていないのかという点が気になるところであり，これまでにいくつかの術後報告がされている．以下にこれまでの報告を簡潔に列挙する．

1）高次収差・コントラスト感度，グレア・ハローの出現頻度

開発者のShimizuは初期の臨床治験において，同一患者内で片眼は従来ICL，僚眼はHole ICLを移植した術後の高次収差，コントラスト感度，グレア・ハロー頻度の術後アンケート結果を報告[16]している．それによると両者において術前後の高次収差変化に差はなく，コントラスト感度も明所・薄暮視・薄暮視（グレア増強）それぞれに差はなかったとしている．またグレア・ハローを両眼とも感じる例は24.1％，従来レンズのみ感じる例は13.8％，Hole ICLのみ感じる例は0％であったとし，臨床結果としては，Hole ICLにより極端にハロー・グレアが増加している傾向はないとしている．

2）前方散乱

前述と同様にKamiyaらは同一患者における従来ICLとHole ICLのOQASを用いた眼球光学特性を比較しており，前方散乱の指標であるOSIに両者の差はないとしている[17]．またIijimaらは自覚的前方散乱測定としてC-Quant™（Oculus社）を用いて両者を比較し，やはり差はなかったとしている[18]．

3）レンズ偏心に伴う光学特性

通常，瞳孔は縮瞳時に鼻側へ偏心するため，臨床の場では瞳孔中心にHole ICLの孔が位置しないことはたびたび経験する．このレンズの偏心に伴う眼球光学特性について，過去に模擬眼にてシミュレーションを行った報告がある．Pérez-Vivesらの報告[19]では，従来ICLとHole ICL（-3.0 D，-6.0 D，-12.0 D）に対して，0.3 mm，0.6 mmの偏心を加え，高次収差変化を検討しているが，両レンズに差はなかったとしている．またICLは偏心によってコマ収差が有意に増加するとしているが，臨床的に影響がない範囲と報告している．

さいごに

本稿で解説したように，角膜屈折矯正手術は角膜形状変化に伴う光学特性の悪化を認めるため，現状では有水晶体眼内レンズが，最も屈折矯正手術のなかでは術後視機能が優れている．しかし，眼内へレンズが移植されることにより，dysphotopsiaは必ず生じ得るため，よりよい視機能を追求するうえで今後はレンズ素材や形状などの光学特性研究は重要となるだろう．

文 献

1) Fyodorov SN, Durnev VV：Operation of dosaged dissection of corneal circular ligament in cases of myopia of mild degree. Ann Ophthalmol, **11**(12)：1885-1890, 1979.
2) Sekundo W, Kunert K, Russmann C, et al：First efficacy and safety study of femtosecond lenticule extraction for the correction of myopia：six-month results. J Cataract Refract Surg, **34**(9)：1513-1520, 2008.
3) Zhang J, Zhou YH, Li R, et al：Visual performance after conventional LASIK and wavefront-guided LASIK with iris-registration：results at 1 year. Int J Ophthalmol, **6**(4)：498-504, 2013.
4) D'Arcy F, Kirwan C, Qasem Q, et al：Prospective contralateral eye study to compare conventional and wavefront-guided laser in situ keratomileusis. Acta Ophthalmol, **90**(1)：76-80, 2012.
5) Fares U, Suleman H, Al-Aqaba MA, et al：Efficacy, predictability, and safety of wavefront-guided refractive laser treatment：metaanalysis. J Cataract Refract Surg, **37**(8)：1465-1475, 2011.
6) Kamiya K, Shimizu K, Igarashi A, et al：Comparison of visual acuity, higher-order aberrations and corneal asphericity after refractive lenticule extraction and wavefront-guided laser-assisted in situ keratomileusis for myopia. Br J Ophthalmol, **97**(8)：968-975, 2013.
7) Kamiya K, Shimizu K, Igarashi A, et al：Time course of optical quality and intraocular scattering after refractive lenticule extraction. PLoS One, **8**(10)：e76738, 2013.
   Summary ReLEx術後の経時的な光学特性の論文．
8) Jiménez-Alfaro I, Gómez-Tellería G, Bueno JL, et al：Contrast sensitivity after posterior chamber phakic intraocular lens implantation for high myopia. J Refract Surg, **17**(6)：641-645, 2001.

9) 神谷和孝, 清水公也, 川守田拓志ほか：眼鏡, laser in situ keratomileusis, 有水晶体眼内レンズが空間周波数特性および網膜像倍率に及ぼす影響. 日眼会誌, **112**(6)：519-524, 2008.

10) Igarashi A, Kamiya K, Shimizu K, et al：Visual performance after implantable collamer lens implantation and wavefront-guided laser in situ keratomileusis for high myopia. Am J Ophthalmol, **148**(1)：164-170, 2009.
   Summary 強度近視群に対するLASIKとICLの視機能を比較した論文.

11) Kamiya K, Igarashi A, Shimizu K, et al：Visual performance after posterior chamber phakic intraocular lens implantation and wavefront-guided laser in situ keratomileusis for low to moderate myopia. Am J Ophthalmol, **153**(6)：1178-1186, 2012.

12) Fujisawa K, Shimizu K, Uga S, et al：Changes in the crystalline lens resulting from insertion of a phakic IOL (ICL) into the porcine eye. Graefes Arch Clin Exp Ophthalmol, **245**：114-122, 2007.
   Summary Hole ICL の豚眼による基礎研究.

13) Shiratani T, Shimizu K, Fujisawa K, et al：Crystalline lens changes in porcine eyes with implanted phakic IOL (ICL) with a central hole. Graefes Arch Clin Exp Ophthalmol, **246**(5)：719-728, 2008.

14) Uozato H, Shimizu K, Kawamorita T, et al：Modulation transfer function of intraocular collamer lens with a central artificial hole. Graefes Arch Clin Exp Ophthalmol, **249**(7)：1081-1085, 2011.
   Summary Hole ICL の光学シミュレーション.

15) Shimizu K, Kamiya K, Igarashi A, et al：Early clinical outcomes of implantation of posterior chamber phakic intraocular lens with a central hole (Hole ICL) for moderate to high myopia. Br J Ophthalmol, **96**：409-412, 2011.
   Summary Hole ICL 初期臨床成績の論文.

16) Shimizu K, Kamiya K, Igarashi A, et al：Intraindividual comparison of visual performance after posterior chamber phakic intraocular lens with and without a central hole implantation for moderate to high myopia. Am J Ophthalmol, **154**(3)：486-494, 2012.
   Summary Hole ICL と従来 ICL の視機能比較の論文.

17) Kamiya K, Shimizu K, Saito A, et al：Comparison of optical quality and intraocular scattering after posterior chamber phakic intraocular lens with and without a central hole (Hole ICL and Conventional ICL) implantation using the double-pass instrument. PLoS One, **8**(6)：e66846, 2013.

18) Iijima A, Shimizu K, Yamagishi M, et al：Assessment of subjective intraocular forward scattering and quality of vision after posterior chamber phakic intraocular lens with a central hole (Hole ICL) implantation. Acta Ophthalmol, **94**(8)：e716-e720, 2016.

19) Pérez-Vives C, Ferrer-Blasco T, Madrid-Costa D：Optical quality comparison of conventional and hole-visian implantable collamer lens at different degrees of decentering. Am J Ophthalmol, **156**(1)：69-76, 2013.

特集／日常診療で役立つ眼光学の知識

屈折矯正法と眼光学
眼内レンズの眼光学

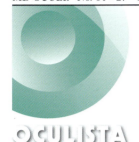

日高悠葵*1　根岸一乃*2

Key Words : 眼内レンズ (intraocular lens), 非球面眼内レンズ (aspherical intraocular lens), トーリック眼内レンズ (toric intraocular lens), 多焦点眼内レンズ (multifocal intraocular lens), 着色眼内レンズ (yellow-tinted IOL)

Abstract : 現在使用されている眼内レンズ (IOL) の素材はポリメチルメタクリレート,シリコーン,アクリルがある.白内障手術後の視機能向上を目標として非球面 IOL,トーリック IOL,多焦点 IOL が開発され,臨床使用されている.また,近年は IOL の分光透過特性が全身に与える影響についても報告されている.本稿では IOL の素材およびデザインの特徴についてまとめた.

はじめに

日本においては年間およそ120万件の白内障手術が行われている.最初に眼内レンズ(以下,IOL)が移植されて60年以上経過し,IOLも進化してきた.この稿ではIOLの素材や光学特性についてまとめた.

光学特性と素材の特徴

国内で市販されている IOL の光学特性と素材の特徴を表1に示す.以下,各項目について解説する.

1.屈折率

原則として,同素材同屈折率の球面 IOL であれば,度数が強くなるにつれ IOL の厚さが増し,球面収差が大きくなる.一方,屈折率が高いほど,反射は強くなる.

2.アッベ数

色収差とは,自然光のような多色光がレンズを通過すると波長の異なる光は異なった角度で屈折し,異なった位置に焦点を結ぶことである.IOLの色収差は光学部素材のアッベ数によって決まる.アッベ数の小さいものほど色収差は大きくなる.光学系においては色収差が大きいほどコントラストは低下するが,焦点深度は増加する[1].

3.ガラス転移点(glass transition temperature : Tg)

プラスチックは温度によって柔軟性が変化する.温度が低いと硬く(ガラス状態),温度が高いと柔らかく(ゴム状態)なる.ガラス状態とゴム状態の移行点をガラス転移点と呼ぶ.シリコーン樹脂は Tg が非常に低く,手術室環境や体内でも一定の柔軟性を持つ.PMMA は Tg が 100℃と高温のため,通常環境下では柔軟性に欠け,硬い.一方,アクリル樹脂は各メーカーによって Tg は異なり,手術室の室温によっては柔軟性に変化が出る可能性がある.

4.疎水性アクリル樹脂と subsurface nano glistening (SSNG)

疎水性アクリルはアクリル酸エステルとメタクリル酸エステルの共重合体である.疎水性アクリ

---
*1 Yuki HIDAKA, 〒160-8582 東京都新宿区信濃町35 慶應義塾大学医学部眼科学教室
*2 Kazuno NEGISHI, 同, 教授

表 1. 眼内レンズ素材の特徴

素　材	ヒト水晶体表面	ポリメチルメタクリレート	シリコーン	アクリル						
メーカー			スタージャパン	AMO	スタージャパン	興和	HOYA	NIDEK	参天製薬	Alcon
屈折率	1.39	1.49	1.41	1.47	1.52	1.52	1.52	1.52	1.54	1.55
アッベ数	50	58.0	56.7	55.0	42.0	43.4	43.0	42.0	41.0	37.0
ガラス転移温度(℃)		100	−100以下	18.5	3.6	15	12	3.6	24	18.5

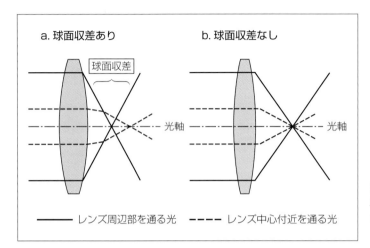

図 1.
球面収差
(文献 6 より改変引用)

ル素材 IOL は挿入後長期経過とともに光学部が混濁することがある.これは水相分離現象によるものであり,IOL 内部の glistening,IOL 前後面表面下に起こるホワイトニングもしくは subsurface nano glistening(SSNG)と呼ばれるものがある.温度などの環境変化によりポリマーの構造変化を生じ,ポリマー間の間隙に水滴が生じる.通常は視機能低下をきたさないとされている[2].一方で,視機能低下症例もあり,IOL 摘出に至ったものを分析したところ,光線透過率は 4%から 10 数%程低下すると報告されている[3].IOL 製造工程の改良により,現在ではこれらの発生は軽減されている.

球面 IOL と非球面 IOL

理想的なレンズとは,点光源から発射した光がレンズを通過した後,焦点一点に収束するものであるが,実際はレンズの中央付近と周辺部では収束する点に差が生まれる.これを球面収差と呼ぶ(図 1).角膜は正の球面収差を持つ.加齢に伴い水晶体は負の球面収差から正の球面収差になるため,眼球全体の球面収差が増加し視機能が低下する.角膜の正の球面収差を補償して眼球光学系の球面収差を軽減し,視機能を向上させるために開発されたのが非球面 IOL である.非球面 IOL と球面 IOL では術後矯正視力には両群では有意差がないとされている[4]が,薄暮時コントラスト感度は非球面 IOL のほうが優れているという報告もある[5].これは暗所では瞳孔径が大きくなり,より周辺部を通過する光が増加することで,球面収差の影響が大きいためと推察される.しかし,非球面 IOL はデザインによっては,偏心や傾斜の影響を受けやすい[6,7]ので,チン小帯脆弱を伴うおそれのある症例(偽落屑症候群や外傷性白内障)や IOL 縫着例では非球面 IOL の使用には注意すべきである.

トーリック IOL

トーリック IOL は IOL の円柱度数により角膜乱視を矯正し,術後の全乱視を軽減する IOL である.術前検査で得られた角膜屈折力,乱視軸,術者ごとの切開部位,術後惹起乱視を専用のカリ

原理	屈折型	回折型		焦点深度延長
商標 (メーカー)	iSii® (HOYA)	ReSTOR® (Alcon)	TECNIS® Multifocal (AMO)	TECNIS® Symfony (AMO)
外観	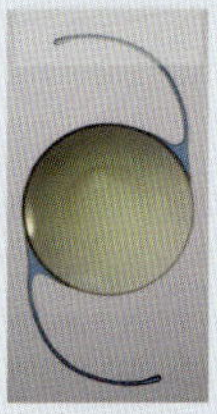	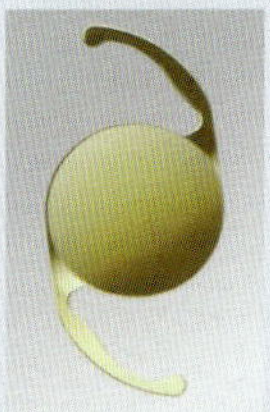	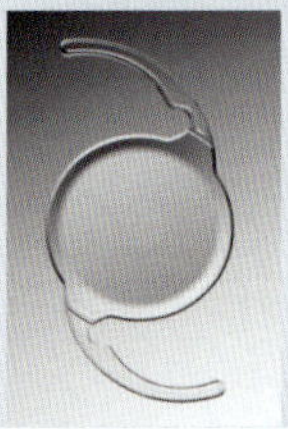	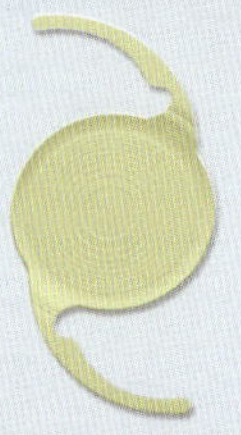
光学径/全長(mm)	6/12.5	6/13	6/13	6/13
加入度数(D)	+3	+2.5, +3, +4	+2.75, +3.25, +4	
トーリックタイプ	無	有 (+3D加入)	無	有

図 2. 多焦点眼内レンズ（厚生労働省承認）

キュレータに入力し，IOL のモデル，固定角度を決定する．トーリック IOL では角膜不正乱視は矯正できないため，適応の決定には角膜形状解析を行うことが望ましい．最近では角膜後面乱視も考慮して円柱度数を選択したほうが乱視矯正精度が高いことが報告されている[8]．トーリック IOL を挿入する場合，手術時に予定した乱視軸に正確に IOL を挿入することも重要である．予定軸より 1° の IOL 回旋により 3.3% 乱視矯正効果が減弱し約 30° 回旋すると矯正効果がなくなる[9)10)]．

多焦点 IOL（図 2）

白内障手術後の調節力欠如への対策として多焦点 IOL が使用されている．国内で先進医療として承認されている IOL には屈折型多焦点 IOL と回折型多焦点 IOL がある．回折型 IOL においては，近方加入度数に数種類のバリエーションがある．

1. 屈折型多焦点 IOL

屈折型多焦点 IOL は，遠方と近方の光学領域が同心円状に配置されている．回折型多焦点 IOL のデメリットであるコントラスト感度の低下が少なく，良好な遠方視力が得られるが，夜間のハロー・グレアが回折型より出やすいという欠点もある．また，小瞳孔例では近用ゾーンを生かすことができないため，加齢による瞳孔径の変化にも留意する必要がある．

現在国内で使用可能な屈折型多焦点 IOL は HOYA 社 iSii®：PY-60 MV のみである．iSii® は光学部中央 2.3 mm 径が遠用，2.3～3.24 mm 径が +3.0 D 加入の近用，それより外周が遠用となっている．そのため，瞳孔径が 2.3 mm に満たない場合は多焦点 IOL のメリットを生かすことができない．瞳孔径 3.24 mm 付近で遠近均等となり，それ以上瞳孔径が大きくなると遠方優位となる．

2. 回折型多焦点 IOL

光の回折現象を利用して回折しない 0 次光が遠方，一次回折光が近方の焦点となるような二重焦点レンズとして設計されている．瞳孔径に依存せず良好な近方視力を得ることができるが，コントラスト感度低下が欠点である．

現在国内で使用可能な回折型多焦点 IOL は Alcon 社 ReSTOR® と AMO 社 TECNIS® Multifocal である．当初は両社ともに IOL 平面で +4.0 D 加入のモデルのみであったが，ReSTOR® は +3.0 D 加入と +2.5 D 加入，TECNIS® Multifocal には +3.25 D 加入と +2.75 D 加入のモデルも使用可能である．ReSTOR® は瞳孔径が大きくなるほど（暗所）遠方優位になるが，TECNIS® Multifocal は瞳孔径に関わらず遠近のエネルギーのバランスは同等である．低加入度数の多焦点 IOL は中間視重視である．術後のライフスタイルにあわせて患者の希望を聞いたうえで選択する．

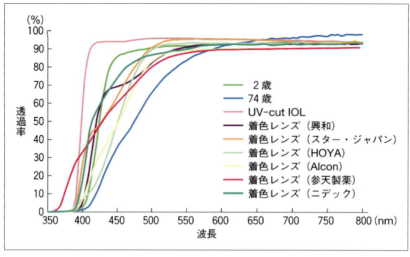

図 3. 眼内レンズの分光透過率
(市川一夫:着色眼内レンズ. 専門医のための眼科診療クオリファイ 20 眼内レンズの使いかた(大鹿哲郎編), 中山書店, p.118, 2014 より引用)

3. 焦点深度延長型 IOL

2017 年に新たに先進医療対象の多焦点 IOL として TECNIS® Symfony OptiBlue が使用可能となった. これは Extended Depth of Focus(EDOF) IOL と呼ばれ, 一次回折光と二次回折光を利用した二重焦点レンズであると同時に, 眼全体の色収差を補正している. 従来の回折型多焦点 IOL と比較し近方視力が劣るものの, コントラスト感度は良好で, 今後普及が予想される IOL である[11].

着色 IOL

ヒト水晶体は加齢に伴い可視光短波長領域(400~500 nm)の透過率が徐々に低下してくる. 着色 IOL は, ヒト水晶体と似たような分光透過率を持つ IOL であり, 外観は黄色である. 各 IOL メーカーの着色 IOL の分光透過率を図 3 に示す.

着色 IOL では自然な色の見え方を得ることができ, また短波長光による網膜光障害の抑制効果が期待されるが, それらの効果に対する明確なエビデンスは筆者らが調べた限りではほとんどない.

一方, 着色 IOL と全身状態についての関連についても近年報告されている. たとえば, Ichikawa らは 1,367 名の白内障患者を対象として, 術後に血圧が低下することを報告し, 収縮期血圧の低下は着色 IOL のほうが有意に大きいと報告している[12].

また, 着色 IOL において一部ブロックされている波長が 400~500 nm 付近の光はブルーライトとよばれ, 全身への影響が報告されている. 光感受性内因性網膜神経節細胞(intrinsically photosensitive retinal ganglion cell:ipRGC)は 470 nm 付近の光を受容してメラノプシンを発現し, 体内時計, つまりサーカディアンリズムを調節しているため[13]この領域の分光透過特性の違いは概日リズムや睡眠に影響を与える可能性がある. 実際, 我々は, 着色 IOL と非着色 IOL の術前術後の睡眠の質を比較し, 非着色 IOL のほうが入眠時間, 睡眠困難のスコアは良好だったことを報告した[14].

また, 我々は 360~400 nm の紫色光曝露が近視進行抑制遺伝子である $EGR1$ を介して近視進行抑制すると報告した[15][16]. 今後はこの紫色光領域の分光透過特性も IOL の改良点となる可能性が示唆される.

おわりに

IOL は白内障手術後の視機能向上を目指し進化してきた. そして IOL が他の眼疾患に与える影響, さらには全身に与える影響も研究されてきている. 今後, ますますの開発改良が期待される.

文 献

1) 根岸一乃:眼内レンズと色収差. あたらしい眼科, **24**:1439-1442, 2007.
2) 高橋頼子:眼内レンズセミナー Sub-Surface Nano Glistening と視機能. あたらしい眼科, **31**:1335-1336, 2014.
3) Matsushima H, Nagata M, Katsuki Y, et al:Decreased visual acuity resulting from glistening and sub-surface nano-glistening formation in intraocular lenses:A retrospective analysus of 5 cases. Saudi J Ophthalmol, **29**:259-263, 2015.
4) 大谷伸一郎, 宮田和典:非球面眼内レンズ. IOL & RS, **22**:460-466, 2008.
5) Ohtani S, Gekka S, Houbou M, et al:One-year prospective intrapatient comparison of aspherical and spherical intraocular lenses in patient with bilateral cataract. Am J Ophthalmol, **147**:984-989, 2009.
6) 木澤純也, 前田可奈子, 今泉利康ほか:球面レンズ・非球面レンズ. 臨眼, **70**:16-23, 2016.
7) 不二門 尚, 雜賀 誠:眼内レンズの偏芯が網膜像に与える影響. あたらしい眼科, **31**:123-132, 2014.
8) Abulafia A, Hill WE, Franchina M, et al:Comparison of Methods to Predict Residual Astigmatism After Intraocular Lens Implantation. J Refract Surg, **31**(10):699-707, 2015.
9) Mencucci R, Favuzza E, Guerra F, et al:Clinical outcomes and rotational stability of a 4-haptic toric intraocular lens in myopic eyes. J Cataract Refract Surg, **40**:1479-1487, 2014.
10) Novis C:Astigmatism and toric intraocular lenses. Curr Opin Ophthalmol, **11**:47-50, 2000.
11) 鈴木久晴:Symfony. 眼科手術, **30**:629-633, 2017.
12) Ichikawa K:CHUKYO study investigators. Changes in blood pressure and sleep duration in patients with blue light-blocking/yellow-tinted intraocular lens (CHUKYO study). Hypertens Res, **37**(7):659-664, 2014.
13) 羽鳥 恵:第三の光受容体 ipRGC. 眼科, **59**:797-802, 2017.
14) Ayaki M, Negishi K, Suzukamo Y, et al:Color of intra-ocular lens and cataract type are prognostic determinants of health indices after visual and photoreceptor restoration by surgery. Rejuvenation Res, **18**:145-152, 2015.
15) Torii H, Kurihara T, Negishi K, et al:Violet Light Exposure Can Be a Preventive Strategy Against Myopia Progression. EBioMedicine, **15**:210-219, 2017.
   Summary 紫色光により EGR1 が活性化し, ヒヨコおよびヒトでも眼軸長延長が抑制されたことを示した文献.
16) Torii H, Ohnuma K, Kurihara T, et al:Violet Light Transmission is Related to Myopia Progression in Adult High Myopia. Sci Rep, **7**:14523, 2017.
   Summary 有水晶体 IOL を移植された患者のうち, 紫色光を透過する IOL を移植された患者のほうが有意に眼軸長延長が抑制されたことを示した文献.

特集／日常診療で役立つ眼光学の知識

検査と眼光学

日常診療で役立つ角膜形状解析

高　静花*

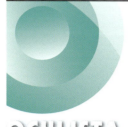

Key Words：角膜形状解析 (corneal topographical analysis)，ケラトメーター (keratometer)，プラチド型 (Placido ring-based corneal topographer)，シャインプルーク (Scheimpflug-based corneal tomography)，前眼部 OCT (anterior segment optical coherence tomography)

Abstract：日常臨床診療において角膜屈折力および角膜形状を測定する機会は非常に多く，角膜形状解析は眼科ではルーチンの検査のひとつである．近年，さまざまな角膜形状解析装置が登場し，日常診療において用いられているが，それぞれの装置の特性を理解して用いる必要がある．本稿においては，日常診療で役立つということを目的として，角膜形状解析装置の目的，各装置の原理，特徴，そして検査における注意点について述べる．

はじめに

眼光学は眼科学と密接に関係する分野であり，近年は著しい技術の進歩のおかげで，眼科臨床においてもさまざまな新しい装置が登場している．新しいものの多くは従来のものの欠点を補うべく開発されており，ついそちらを使ったほうがいいように思われるかもしれないが，従来のものにはそれにしかない特徴を有するものなどもあり，新しいものにすべてがとって代わるわけではない．また，同一の装置で長年の経過を観察している場合，それは大変貴重なデータとなる．

角膜形状解析装置においても，国内だけでなく国外にも目を向ければ，各社からさまざまなものが開発されており，複数の角膜形状解析装置を有する施設も多い．その場合，そもそもの角膜形状解析の目的，そして各装置の違いなどをより一層理解しておく必要がある．本稿においては，それらおよび検査における注意点にあわせて絞って述べ，実際のマップの見方などは他書を参考にされたい．

角膜形状解析の目的

角膜形状解析とは，言葉通り「角膜の形状を解析する」ことである．「解析」という名がつくので，ひょっとして特殊な検査のように思われるかもしれないが，日常臨床診療において角膜屈折力および角膜形状を測定する機会は非常に多い．視力検査の前にはオートレフラクトメーターで角膜屈折力が屈折度数と共に測定されるし，また術前検査において角膜形状解析は検査の一環として行われ，すでに眼科診療のルーチンに入り込んでいる．また，角膜形状解析は円錐角膜などの角膜形状異常の診断，コンタクトレンズ診療のほか，各種角膜手術，屈折矯正手術，白内障手術などでの術前後での視機能評価に用いられる．また，屈折矯正手術の手術適応の判断において「円錐角膜疑い眼，あるいは角膜拡張症を生じる可能性のある眼」の検出にも有用である．

---

* Shizuka KOH，〒565-0871　吹田市山田丘 2-2　大阪大学大学院医学系研究科視覚先端医学寄附講座，准教授

```
<R>     S       C      A
     - 3.50 - 1.00 175   9
     - 3.50 - 1.00 175   9
     - 3.50 - 1.00 175   9
   <- 3.50 - 1.00 175>
         mm        D deg
<R1    7.63  44.25 175>
<R2    7.37  45.75  85>
<AVE   7.50  45.00    >
<CYL        - 1.50 175>
<L>     S       C      A
     - 3.25 - 1.00 175   9
     - 3.25 - 1.00 170   9
     - 3.25 - 1.00 170   9
   <- 3.25 - 1.00 170>
         mm        D deg
<R1    7.68  44.00 175>
<R2    7.47  45.25  85>
<AVE   7.58  44.50    >
<CYL        - 1.25 175>
PD 65
   NIDEK    ARK-530A
```

図 1. オートレフケラトメーターによる測定結果

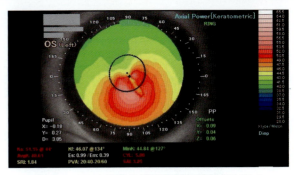

図 2. プラチド型角膜形状解析装置(TMS-5 リングトポモード)での撮影：円錐角膜

角膜, 眼表面疾患における視機能低下の原因は, 収差の増加あるいは散乱の増加に大別される[1]. 両者が増加することもある. 散乱は細隙灯顕微鏡により角膜混濁として観察できるのでその診断は容易である. 一方, 収差(角膜不正乱視)については, 透明な角膜における微妙な形のゆがみを細隙灯顕微鏡で診断することは難しく, 角膜形状解析が必要になる.

以上より, 角膜形状解析の目的は, ①角膜屈折力の測定, ②角膜形状異常疾患の診断, ③角膜不正乱視の視機能への影響評価の3点といえる. 客観的に定量評価を行うことが可能であり, 日常臨床のみならず, 研究面においても有用である.

まず覚えていただく基本用語

- トポグラフィー(topography)：元の意味は地形図. 角膜形状解析においては, その変化を地形図のようにカラーマップで表示できる.
- トモグラフィー(tomography)：元の意味は断層影像法. 断層撮影によって角膜形状解析を行う.

角膜形状解析の検査

現在, さまざまな機種が市場に存在するが, 主なものとしてはおおむね, ケラトメーター, プラチド型, シャインプルークカメラを使用したもの, 前眼部光干渉断層計(OCT)の4つに分けられる. 以下, 各装置について原理と特徴について簡単に述べる.

1. ケラトメーター

オートケラトメーターは, オートレフラクトメーター(屈折度数の測定)と一緒になっているオートレフケラトメーター(角膜屈折力の測定)として使用されている. 屈折度数とともに角膜屈折力が測定される(図1). 眼球に測定光を投影して角膜前涙液層での反射光を解析し, 角膜中央部直径3mmの数か所(4点以上)の測定結果から角膜屈折力を算出している. 簡単に行うことができ, 角膜屈折力測定のゴールドスタンダートであり, 眼科外来で最も汎用されている装置である. しかし, 角膜中央部の数点のみしか測定していないこと, また角膜前面のみからの情報しか得られない(角膜後面の情報はなし)ことが欠点として挙げられる.

2. プラチド型

トポグラフィー検査. ケラトメーターの欠点を補うために, 測定点を増やし, 角膜周辺部まで測定できるように開発された. プラチド型角膜形状解析装置のコーン(cone)部分より発せられる同心円状のリング状の光を角膜に投影する. そして, 涙液層で反射され前房内に生じるマイヤー像(Purkinje-Sanson Ⅰ像)をビデオカメラで撮影し, コンピューター処理によって各測定点における角膜曲率半径を求め, 角膜屈折力が得られる. それをカラーコードマップで表示する(図2).

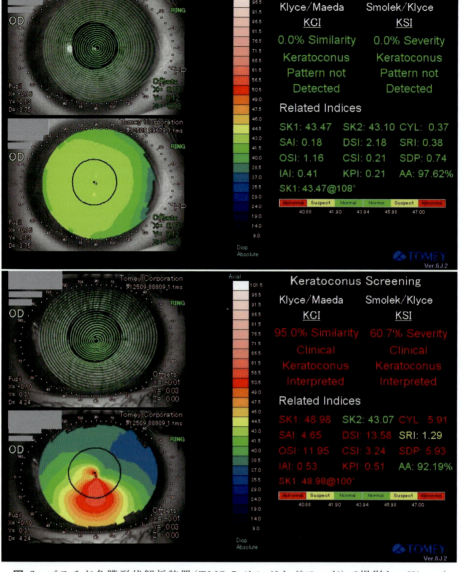

図 3. プラチド角膜形状解析装置(TMS-5 リングトポモード)で撮影し，Klyce/Maeda index[6]でのスクリーニング結果(文献 2，図 7 より引用)

特徴としては以下が挙げられる[2].
・角膜前面のみの形状測定をする場合には，最も情報量が多く再現性も高い．
・角膜形状異常が強いと正確な測定が難しい．
・涙液の影響を受けやすい．

ドライアイなど涙液破綻が生じやすい症例では開瞼後速やかな測定が望ましい．この「涙液に影響を受けやすい」という欠点を逆手にとり，涙液を非侵襲的に評価する装置として開発されたのが涙液安定性評価装置(Tear Stability Analysis System：TSAS)である．瞬目後一定時間開瞼を持続してもらい，ビデオケラトスコープで連続撮影し，マイヤーリング像の経時的な乱れを解析することにより涙液安定性を評価する[3].
・角膜前面のみからの情報しか得られない(角膜後面の情報はなし)
・円錐角膜スクリーニングプログラム：カラーコードマップのパターンで円錐角膜を診断するのは主観的であるため，角膜形状解析のデータを用いて円錐角膜を客観的に検出する指数が開発されている．図 3 に，近視性乱視，円錐角膜の症例における Klyce/Maeda index[4]でのスクリーニング

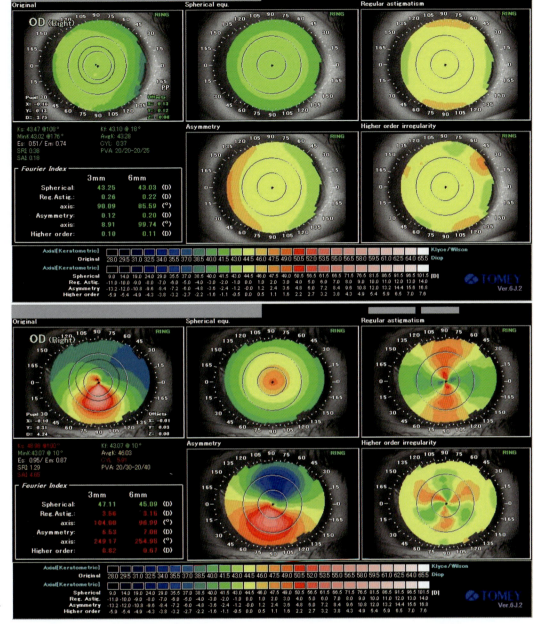

図 4. プラチド角膜形状解析装置(TMS-5 リングトポモード)でのフーリエ解析マップ
(文献 2, 図 8 より引用)

a:正常眼
b:円錐角膜

結果を示す[2].

- フーリエ解析:角膜形状を球面成分,正乱視成分,非対称成分,高次不整成分の4つの成分に分けて定量化することが可能である[5]. 非対称成分,高次不整成分が従来の視力検査で検出できず,眼鏡で矯正できない不正乱視である. 図4に円錐角膜の症例における各成分はフーリエ解析の結果を示す[2].

3. シャインプルーク型

トモグラフィー検査. 角膜屈折矯正手術の普及につれて,角膜前面のみならず角膜後面や角膜厚についての評価の必要性が生じてきた. その欠点を克服するべくまず登場したのがスリットスキャン型である. スリットスキャン測定により,角膜

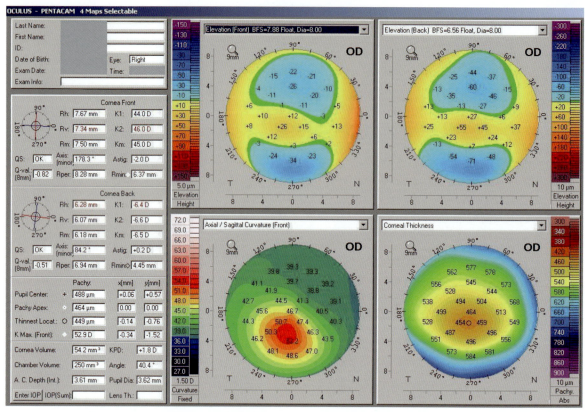

図 5. シャインプルーク型角膜形状解析装置(Pentacam HR)での撮影：円錐角膜

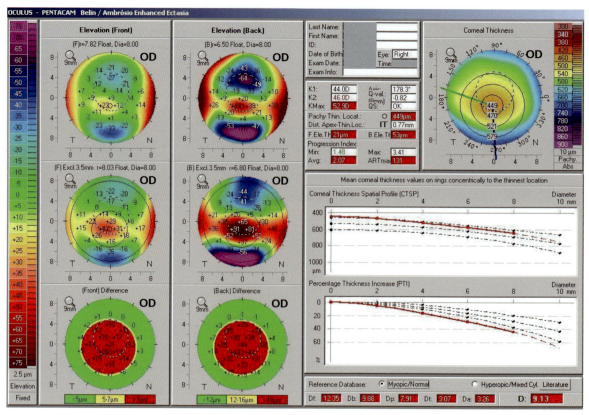

図 6. Belin/Ambrosio enhanced ectasia display：円錐角膜(Pentacam HR)

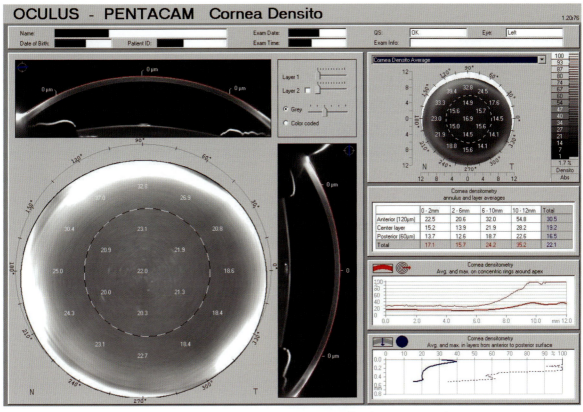

図 7. Corneal densitometry display：正常眼（Pentacam HR）

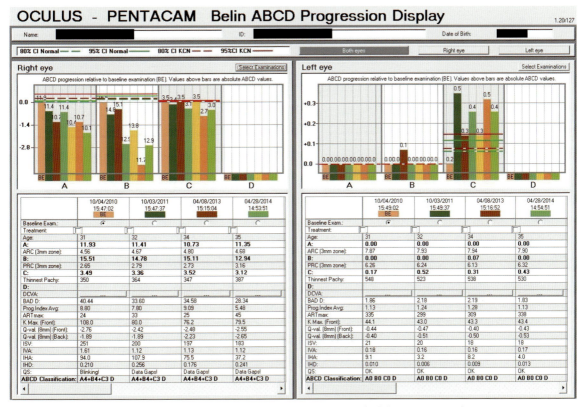

図 8. Belin ABCD Progression Display：円錐角膜（Pentacam HR）

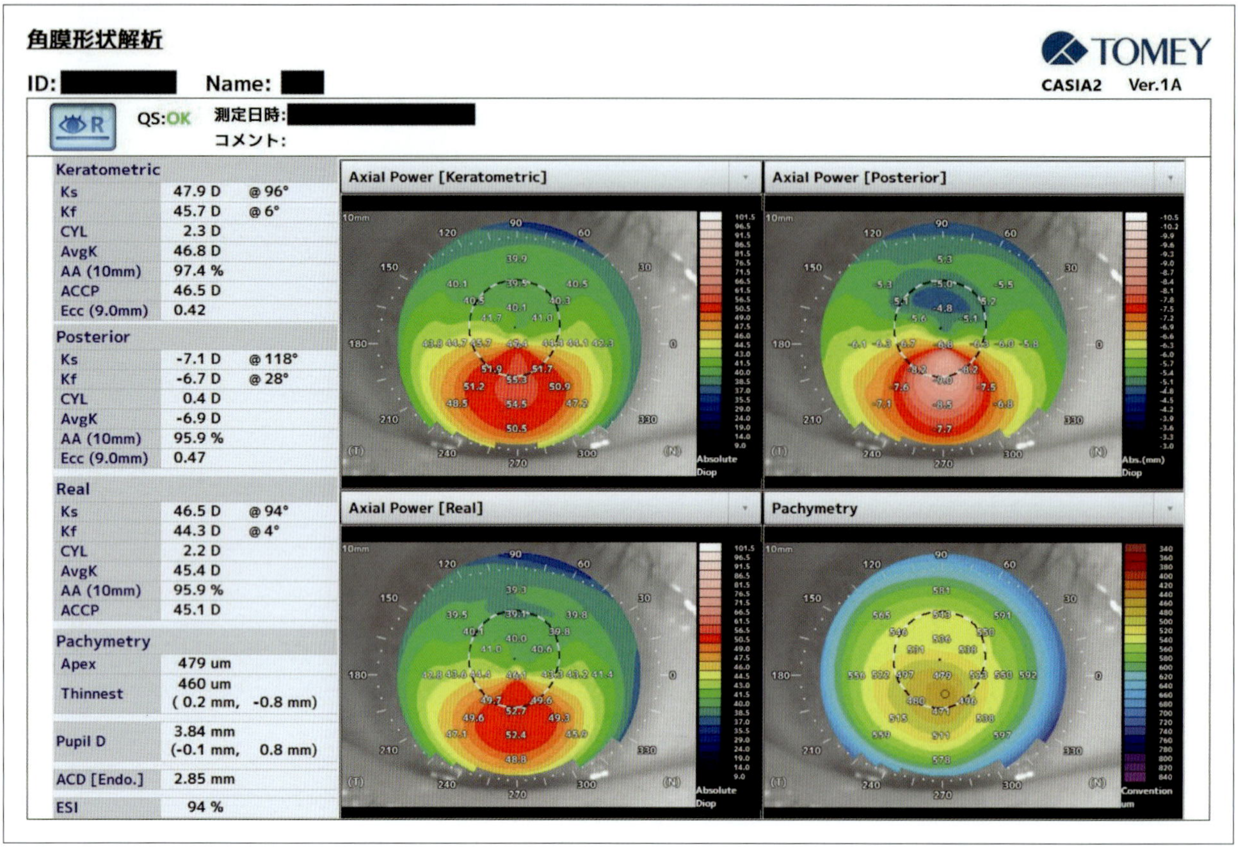

図 9. シャインプルーク型角膜形状解析装置(CASIA 2)での撮影:円錐角膜

後面,角膜厚の定量評価が可能になった.その後,角膜から水晶体までの前眼部画像を取得するシャインプルークカメラを使用した角膜形状解析装置が開発された.その代表的な装置である Pentacam HR(オクルス)の基本的な4マップ表示画面を図5に示し,以下はその特徴である.

- 角膜前後面,角膜厚を加味した角膜屈折力の測定が可能である.

- 角膜拡張症検出プログラム(図6),前房隅角解析,角膜後方散乱(図7)や角膜前後面収差の測定,IOL 度数計算などさまざまなプログラムがあり,目的に応じた解析が可能である.

- 角膜混濁が強いと測定が困難である.

- 生体力学特性測定装置 Corvis(オクルス)の測定結果と組み合わせることにより,角膜拡張症や円錐角膜の早期検出が可能と最近報告されている[6].また,Belin ABCD keratoconus Staging(円錐角膜ステージング),Belin ABCD Progression Display(円錐角膜の進行度判定)のプログラムも最近開発された[7](図8).

4.前眼部 OCT

トモグラフィー検査.最初に開発されたのは time domain 方式であったが,現在では,その後開発された fourier domain 方式や swept source 方式が前眼部 OCT としてよく用いられている.断層像から角膜前後面を検出し,高さ情報を3次元的に解析することにより,角膜形状解析を行うことができる.シャインプルーク型は混濁眼で測定が困難であるが,前眼部 OCT では混濁にかかわらず測定を行うことができる.CASIA 2(トーメー)の基本的な4マップ表示画面を図9に示し,以下はその特徴である.

- 測定時間が短く,アーチファクトが生じにくい.

- プラチド型と違って涙液層の影響を受けにくい(涙液の安定性の評価に向かない).

- 高度な角膜不正乱視や角膜混濁眼においても測定が可能(図10).

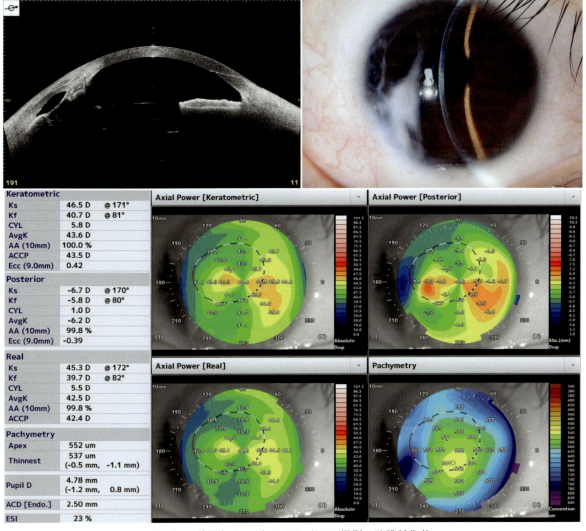

図 10. 前眼部 OCT(CASIA 2)での撮影：強膜外傷後

CASIA 2 の場合，1 つ前のモデルの CASIA と比べてスキャン範囲が広くかつ深くなり，角膜最周辺部，強膜の形状解析も可能となった(図 11)．また，角膜形状トレンド解析プログラムを有し，円錐角膜の経過観察(図 12)，白内障手術支援ツール(図 13, 14)，ハードコンタクトレンズ処方支援ツールも備わっている．

5. ハイブリッド型

純粋なプラチド角膜形状解析装置(フォトケラトスコープもビデオケラトスコープ)は角膜前面のみの形状を測定する装置であるが，プラチド角膜形状解析装置に加えてスリットスキャン型装置の機能を備えた TMS-5(トーメーコーポレーション)，シャインプルークの機能を備えた Galilei(Zeimer)もある．また，KR-1W(トプコン)，KR9000PW(トプコン)や OPD-Scan(ニデック)などの波面センサーにおいては，角膜前面の収差はプラチド型ビデオケラトスコープから算出されている．

検査における注意点

以下はどの検査にも共通することであるが，
- しっかりと固視をしてもらい，測定中に眼が動かないようにする．
- 測定直前に瞬目をしてもらい，涙液層を安定させる．
- 上眼瞼や睫毛が邪魔にならいようにする．
- 測定は複数回行い，再現性を確認する．

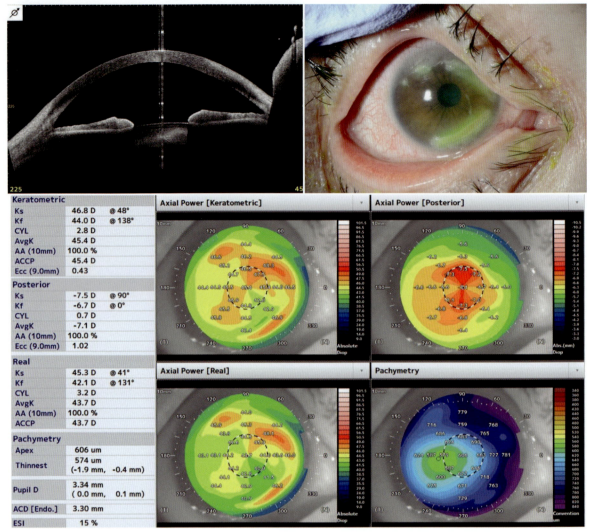

図11. 前眼部OCT（CASIA 2）での撮影：関節リウマチによる周辺部角膜潰瘍

特に，屈折矯正手術や白内障手術の術前検査の場合には，術後成績にも影響を及ぼすことになるので，注意が必要である．ドライアイなどで眼表面の状態が悪いときなどは，治療して状態が改善してから行うなど配慮が必要である．

マップを見るときの注意点

以下はどの検査にも共通することであるが，

・測定の信頼性をチェックする．ただし，プラチド型やシャインプルークなどでは，前述のように角膜形状異常が高度あるいは混濁があると測定は困難であり，結果の信頼性も低くなる．

・スケールは，屈折力が弱くなると寒色（青色系），屈折力が強くなると暖色（赤色系）に表示される．

・スケールを統一して見比べる．そうでないと，同じ屈折力変化であっても，過大に，あるいは過小に表示される可能性がある．

・正常眼でも多少のバリエーションがあるので，疾患眼のみならず，普段から正常眼の値，マップもしっかり見ておく．

文献

1) 前田直之：角膜疾患．前眼部画像診断 A to Z：解読のポイント（前田直之，大鹿哲郎，不二門 尚編），メジカルビュー社，pp.152-163, 2016.
2) 高 静花：プラチド角膜形状測定装置の特徴と今後．視覚の科学，**37**：109-114, 2016.

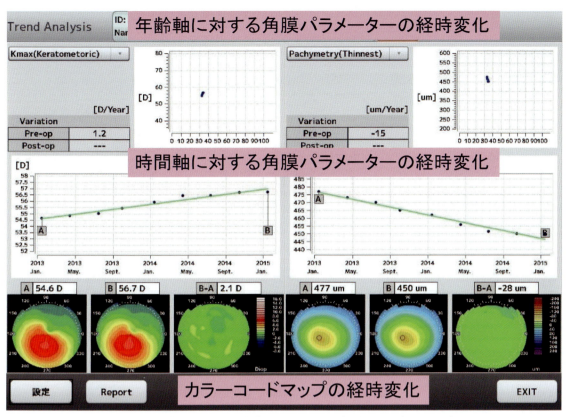

図 12. 角膜形状トレンド解析プログラム：前眼部 OCT（CASIA 2）

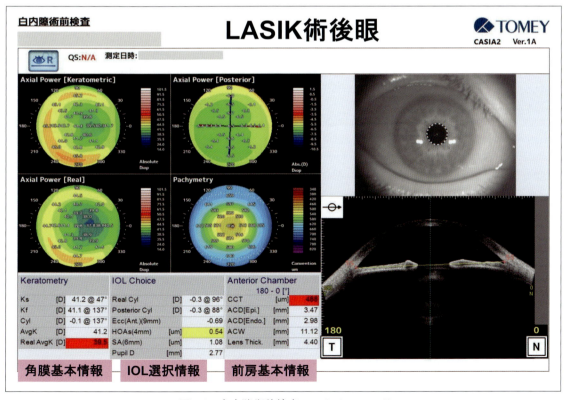

図 13. 白内障術前検査：スクリーニング

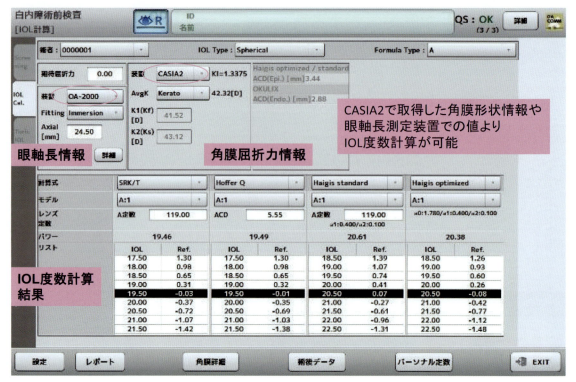

図 14. 白内障術前検査：IOL 度数計算

3) Goto T, Zheng X, Klyce SD, et al：A new method for tear film stability analysis using videokeratography. Am J Ophthalmol, **135**(5)：607-612, 2003.
4) Maeda N, Klyce SD, Smolek MK, et al：Automated keratoconus screening with corneal topography analysis. Invest Ophthalmol Vis Sci, **35**(6)：2749-2757, 1994.
5) Oshika T, Tomidokoro A, Maruo K, et al：Quantitative evaluation of irregular astigmatism by fourier series harmonic analysis of videokeratography data. Invest Ophthalmol Vis Sci, **39**(5)：705-709, 1998.
6) Ambrósio R Jr, Lopes BT, Faria-Correia F, et al：Integration of Scheimpflug-Based Corneal Tomography and Biomechanical Assessments for Enhancing Ectasia Detection. J Refract Surg, **33**(7)：434-443, 2017.
7) Belin MW, Duncan J, Ambrosio R Jr, et al：A new tomographic method of staging/classifying keratoconus：the ABCD grading system. Int J Keratoconus Ectatic Dis, **4**：85-93, 2015.

特集/日常診療で役立つ眼光学の知識

検査と眼光学

日常診療で役立つ収差・散乱解析

川守田拓志*

Key Words : 波面収差(wave front aberration),高次収差(higher order aberration),ゼルニケ多項式(Zernike polynomial),散乱(scatter),迷光(straylight)

Abstract :「収差や散乱は難しそう」というイメージがあるが,まずは眼科臨床で使われる球面度数と円柱度数に加え,高次収差と散乱という2つの項目を加えていただきたい.
　収差は,「1点から出た光線がレンズ系を通過後,1点に収束しない現象」である.収差の表現には,ザイデルの5収差,色収差と,光を波として捉え,ゼルニケ多項式によって展開された波面収差がある.波面収差の測定原理には,ハルトマン・シャック式,optical path difference 式などさまざまなものがあり,定性評価には,波面収差マップ,画像シミュレーションがあり,定量評価には,ゼルニケ収差係数,平均二乗誤差,peak to valley,ストレール比,空間周波数特性などがあり,視力だけではないより詳細な視覚の質を表現できる.
　散乱は,自覚的な評価と他覚的な評価があり,散乱が大きな症例では網膜像のコントラストを低下させ,グレアなどの原因となる.

はじめに

「収差や散乱は難しそう」という声をよく聞く.確かに奥深い理論が多く,学べば学ぶほど難しいと感じてくる.しかし,臨床の現場で活用するという点では,それほど敷居を高くしなくていいように思う.私たちは,球面度数と円柱度数にはとてもなじみがある.この球面度数と円柱度数に加え,高次収差と散乱という2つの項目を加えてはいかがだろうか.少々荒い言い回しではあるが,収差が大きい,散乱が大きい,この点に着目するだけでとても役に立つ.

収差の基本

収差(aberration)は,「1点から出た光線がレンズ系を通過後,1点に収束しない現象」を指す.収差という言葉だけで難しそうと感じる方は,まずはこの定義を把握していただきたい.近視や遠視,乱視なども網膜上で光線が収束しないことから,これらも収差の一部である.収差のいい点は,球面度数や円柱度数に加えて,さらに詳細な解析ができる点にある.例えば眼鏡やコンタクトレンズの度数があっているのに,何んとなく見えにくいと訴える,あるいは円錐角膜などの初期変化を捉えることが可能となる.

収差は,いくつかの側面から分類される.光は粒の性質と波の性質を持っている.このうち,波の性質を無視して,光の粒が進む線の性質のみを近似的に考える学問を幾何光学という.幾何光学は,光を線で表現できることから直感的にわかりやすく,波の性質を無視するといっても近似的に多くを説明できる.また,干渉や回折,偏光など幾何光学ではすべて適用できない現象に対して,

* Takushi KAWAMORITA, 〒252-0373　相模原市南区北里1-15-1　北里大学医療衛生学部視覚機能療法学,准教授

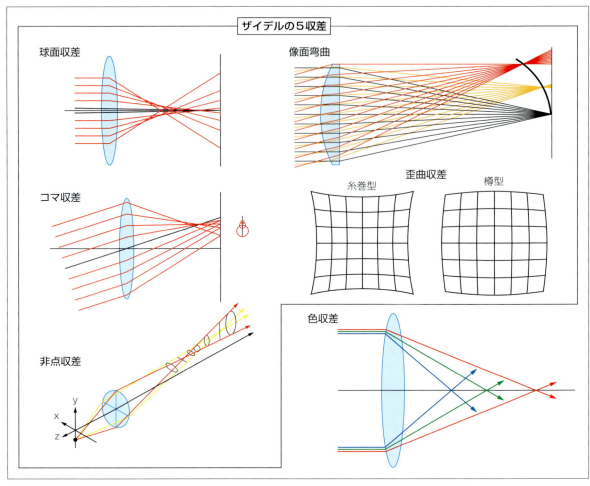

図 1. ザイデルの5収差と色収差

波の性質を考慮する学問を波動光学という．

収差を幾何光学的に捉えると，単色収差と色収差に分類できる．単色収差の代表的な表現にはザイデルの5収差がある．その5つは，①球面収差，②コマ収差，③非点収差，④像面弯曲，⑤歪曲収差，である．色収差とは，光が色(波長：wavelength)によってレンズを通過するとき，曲がり方が異なることで発生する収差である．その概要は，図にまとめた(図1)．

眼球収差計測の基本

眼科領域では光を波面として捉える波面収差計がよく使われる．点光源から出た光は，進む方向に垂直な波面が広がり，その波の間隔は，空間を伝わる波の周期的な長さを示す波長である．ある瞬間の波面上から無数の球面波が出てその球面波に共通して接する面が次の波面となり，広がっていく(ホイヘンスの原理)．理想的なレンズでは，レンズを通過した光が理想的な波面となって，像面にきれいに結像する．一方，眼球光学系も含めて実際は，理想とは若干のずれを生じる．このように実際の波面と理想の波面のずれを波面収差(wave front aberration)と呼び，波面収差計は波面の遅れや進み(これを位相と呼ぶ)をずれとして計測していく(厳密には波動光学とは異なる)(図2)．

波面収差計の計測原理は多く存在し，例えばハルトマン・シャック式，optical path difference (OPD)式，Tscherning式，ray trace式などがある．ハルトマン・シャック式を例に挙げると，この方式は，撮像素子(charge couple device：CCD)の前にマイクロレンズアレイという微小なレンズが並んでいる．理想波面がこのレンズを通過すると，スポット位置がきれいに配列され，CCDにきれいに結像する．一方，波面収差が大きなレンズ

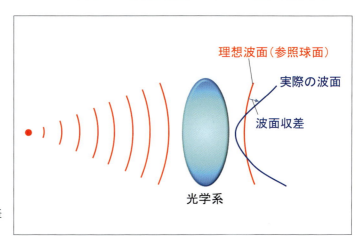

図 2.
理想波面と波面収差

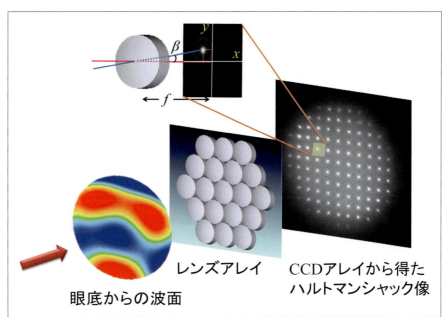

図 3.
ハルトマン・シャック波面収差計の概要
眼底からの波面は，収差計内のレンズアレイを通過し，CCD に結像する．各スポットの中心からのずれを定量化し，そこからなす角（β）を求めることで幾何学的な波面を求めることができる．

ではスポット位置がずれてしまうことになる．このずれから波面を幾何光学的に求めて収差を計算している（図 3）．検影法の原理を応用し，眼屈折力誤差分布から波面収差に変換する OPD 方式や，瞳孔面上のレーザー光入射位置と，網膜面における反射位置の黄斑部からのずれを受光し，スポットダイアグラム化，波面の傾きに変換するトレーシー（Tracey）法，網膜面にグリッドパターンを投影し，その網膜像のグリッドパターン各点の変位量から光線追跡法にて波面を再現する Tscherning 法などがある．

波面収差の表現方法

波面収差計を使用する際は，カラーコードマップで収差を表現する方法と，定量的な数値で表現する方法がある．波面収差マップは，直感的にわかりやすく，適切な判断を下す場合には，定量的な数値表現が使いやすい（図 4）．

波面収差のマップは，機種の設定によるが，理想的な波面であれば，緑で表現される．理想の波面よりも速く進めば赤く，遅ければ青く表現される．例えば，近視であれば，中心よりも周辺部で速く進むので周辺部が赤で表現されることになる．このマップは，ハルトマン像という点群の配列がベースになっていることからその位置も把握しておくとよい．ただし，これらのカラーコードマップはスケールの選択によって大きく変化するため，マップの色だけで判断せず，スケールを確認することが重要である．

次に定量的表現であるが，ゼルニケ収差係数，

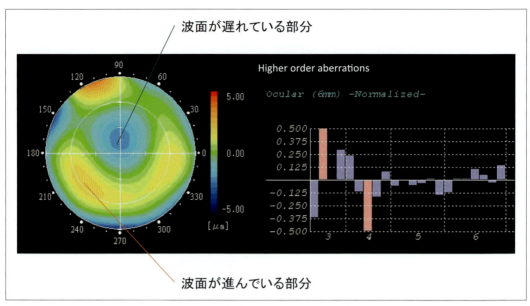

図 4. 波面収差マップとゼルニケ係数

平均二乗誤差(root mean square：RMS)，空間周波数特性(modulation transfer function：MTF)が挙げられる．ゼルニケ収差係数は，Frederic Zernike という偉大な学者が考案した方法である．複雑な波は単純な波の合成であるという考えをもとに，ゼルニケ多項式という式を用いて単純な波に分解し，その大きさは係数(Coefficient)で表現できるようにした．また，ゼルニケピラミッド(図5)というピラミッド状にこの収差パターンを配列し，縦軸を次数 n，横軸は正弦波周波数 m で並べる(図6)．呼び方は，収差の関数を示す Z(n, m) か Z_n^m とその係数を示す C(n, m) か C_n^m どちらかで表現される．例えば，Z(4, 0)あるいは Z_4^0 とする．上から順番に Z0，Z1 といったように記号で付けられることもある．また，個々の関数には名前が付けられており，Z(4, 0)は球面収差，Z(3, 1)は水平コマ収差といった感じになる．これら係数の呼び名や並び，数式は，機器やソフトウェア，教科書によって異なることがあるので注意が必要である．次数に関しては，無限に展開されるが，高次になるに従い寄与が小さくなるので，光学レンズと比べて収差が比較的大きな眼球収差では通常6次くらいまでで表現される．また，図のように定量化の数字が多すぎることから，RMS(単位は μm)を計算することで，これらをまとめて表現

し，全体像をつかむことも可能である．2次までを低次収差，3次以降を高次収差と呼び，後者は不正乱視とも呼ばれる．2次から6次までを計算した場合は全収差，3次から6次までを高次収差の総和，3次と5次を足したものをコマ様収差，4次と6次を足したものを球面収差と呼ぶ．

波面マップの最も早い部分と遅い部分の差はpeak to valley(PV あるいは PTV)といって収差の勾配を示す指標となる(図6)．ストレル比は，収差のない理想的な結像状態と収差のある結像状態の比率であり，値が大きく1に近いほうが理想に近いことを示す(図6)．コントラスト感度は中空間周波数帯で感度が高くなるが，これは網膜・神経系の働きによるためである．MTF は，レンズの性能評価でよく使われる指標であるが，眼球光学系のMTFでは，高空間周波数になるほど，コントラスト値は低下する(図6)．

その他，定性評価の一部に入るが，画像シミュレーションも有効である．収差の影響を受けた点像の分布と元画像をコンボリューション積分という手法で画像処理をすると，網膜レベルの見え方をおおよそ推定することができる(図7)．

収差の臨床応用

上述した収差は，眼球全体の収差と角膜の収差

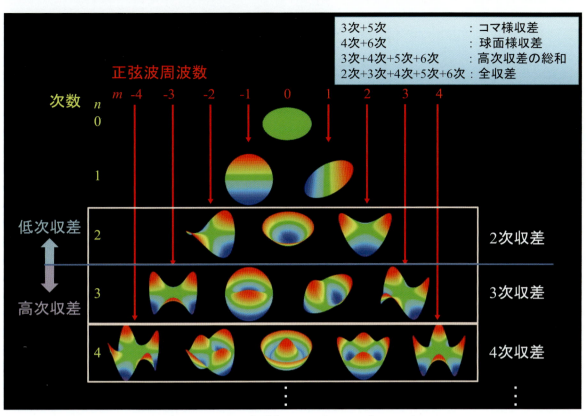

図 5. ゼルニケ多項式によるゼルニケピラミッド

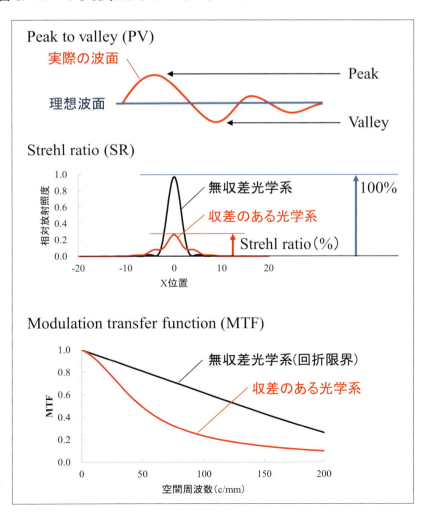

図 6. さまざまな光学特性評価

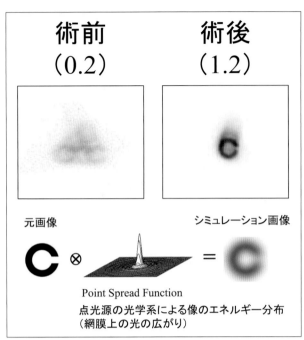

図 7. 網膜像のシミュレーション
左上段は白内障術前で多重視を訴える症例のシミュレーションであり，右上段は眼内レンズ挿入後のシミュレーションを示している．

に分けることができ，どの部分が上昇しているのか把握することで，疾患の有無や経過を予測することが可能となる．現在，高次収差の定まった正常値は確立されていないが，成人の解析径 4.0 mm における眼球全体の高次収差 RMS は $0.09 \pm 0.10\,\mu m$，解析径 6.0 mm では $0.37 \pm 0.10\,\mu m$ 程度である．したがって，標準偏差の 2 倍を正常範囲の目安とすると，解析径 4.0 mm では $0 \sim 0.3\,\mu m$ 程度，解析径 6.0 mm では $0.2 \sim 0.6\,\mu m$ 程度と思われる．その際，注意点として，収差は，瞳孔径によって値が大きく異なってしまうため，固定した解析径で評価し，なるべく散瞳下の評価が望ましい．

収差の臨床応用は，主に屈折矯正手術前後や白内障，円錐角膜，ドライアイなどの評価に使われる．LASIK などの角膜屈折矯正手術では，矯正量が大きくなると角膜の球面収差が増加しやすくなる．また，核白内障では，中心部の核が混濁していることから混濁部の光の通過速度が低下すると考えられる(図 4)．そのため，中心では波面が遅く，周辺で相対的に速くなる．その結果，球面収差が負の方向に変化する．皮質白内障では，その逆で，中心の波面が速く，周辺が遅くなる．その他，白内障の副病型である water cleft なども水晶体が一部，水分に置き換わるため，屈折率が低くなり，中心部の波面が相対的に速く，球面収差が正の方向にシフトする．円錐角膜眼では，角膜下方部が突出しやすいことから角膜の垂直コマ収差が変化しやすい．これは，突出部が非突出部に比べて房水等光速度が低下する領域を長く通過するため，波面が遅れることで生じると思われる．ドライアイは涙液の不整化が起こることから角膜トレフォイル収差が大きくなり，経時的に収差を計測すると瞬目開瞼後 2 秒前後で最小になるが，その後，健常眼よりも大きな値をとりやすい．その他，手術前後での比較を行ったりすることで，眼球光学特性の向上を分析することができたり，視力の推定など，現時点での光学的限界をおおよそ推測することも可能となる．また，眼鏡装用下で多重視を訴える症例では，網膜像のシミュレーション画像を確認するとよい(図 7)．

散乱の基本

散乱は，光の光線や波が媒質の表面や異なる媒質あるいは粒子に衝突し，相互作用により方向を変えられるものである．光が通過する粒子のサイズによって散乱の仕方が異なり，波長よりも小さな粒子で起こるレイリー散乱と大きな粒子で起こるミー散乱がある．ミー散乱は，光の進行方向に広がりやすく，波長依存性が強いため，波長が短い程，散乱が強くなる(図 8)．また，進行方向に起こる散乱を前方散乱，後方に返ってくる散乱を後方散乱と呼ばれる(図 9)．散乱計測器には，他覚的な計測と自覚的な計測がある．また，収差と散乱は別な評価尺度で表現されているが，厳密には切り離せるものではなく，関連しあっていると考えられる．

他覚的な散乱解析装置では，波面収差計を用いた空間周波数特性に比べて，収差と散乱の両者を加えた評価が可能であるため，収差計測で得られ

たMTFは，過小評価されていると報告されている[1]．現段階では，どの機種も比較的高価な機器であるため，使い分けや互換性に関する報告は多くないが，角膜混濁や白内障など特定の部位にどの程度の混濁が発生しているのか，進行しているのかを把握したい場合には後方散乱，視機能や自覚症状にどの程度影響しているのかを確認するためには前方散乱が有用と思われる．

他覚的散乱計測と臨床応用

他覚的な前方散乱計測として，OQAS ⅡあるいはHDアナライザー（Visiometrics社）やPSF analyzer（トプコン社）などがある（図10）．OQAS Ⅱでは，主に他覚的な前方散乱を計測しており，細く強度の弱いレーザーを眼内に入れ，眼底で反射した光を計測するという原理になっている．散乱

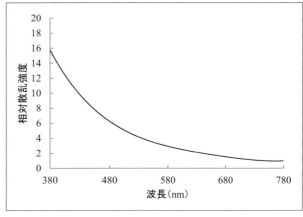

図8．レイリー散乱における波長と相対散乱強度
波長λの4乗に逆比例し，光の波長が短いほど散乱が大きくなる．

が少ない症例では，中心に鋭いピークが出るが，散乱が強くなると光が広がる．この機器では，中心領域と15～20 arc minの領域の光量の比率をobjective scatter index（OSI）として評価される．OSIの平均値と標準偏差は，0.38±0.19であるの

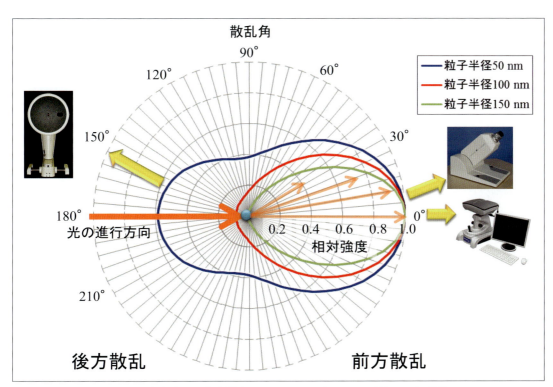

図9．前方散乱と後方散乱　Light Tools（Synopsis社）により計算
光の進行方向に生じるものが前方散乱，反対方向に生じるものが後方散乱で，光が衝突する粒子半径によって散乱の特性は異なる．黄色矢印の方向は，各散乱測定器において，おおよそどの方向の散乱光（あるいは迷光）を捉えているかを示している．

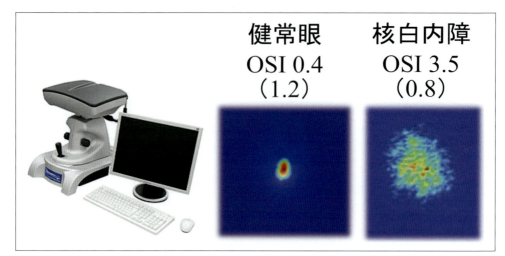

図10. OQAS Ⅱ（Visiometrics 社）の外観と OSI の例
左が健常眼の OSI と矯正視力，右が核白内障眼の OSI と矯正視力

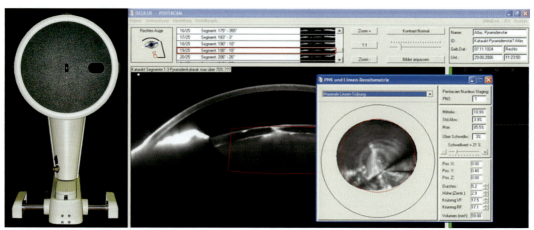

図11. Pentacam HR（Oculus 社）の外観と測定結果画面（3次元白内障解析）
任意の指定領域の平均の Density 値やばらつき，最大値を評価する．角膜においても3次元的に混濁の定量評価が可能である．

で[2]，正常範囲の目安は，0.8程度（95％上側限界）であることがわかる（メーカー推奨正常値は，0.4以下とされている）．白内障など中間透光帯に混濁があると上昇し[3]，視機能との相関が高いことがわかっている[4]．

他覚的な後方散乱には，Pentacam HR（Oculus 社）が使われる．これは混濁部位があるとその部分が散乱し，画像解析することで角膜や水晶体のどの位置で混濁が発生しているのかというわかるようになっており，3次元的な Density 値として定量化も可能となっている（図11）．この値は再現性が高く[5]，他覚的な進行確認や診断，薬剤による進行抑制効果判定等に使われることが期待される．

自覚的散乱計測と臨床応用

最近，自覚的な散乱計測の代表的な機器としては，C-Quant（Oculus 社）がある（図12，13）．これは straylight（迷光）解析ともいわれ，周辺から入る光が中心窩に入ってきて，この影響度合いを調査するものである．健常眼では平均 0.92±0.10，白内障眼では平均 1.43±0.24 で[6]，偽水晶体眼では，1.21±0.21 である[7]．自覚的な羞明との相関が高く，対象疾患は，中間透光体の混濁や自覚的に羞明を感じる症例である．

その他，グレア視力，グレアコントラスト感度なども散乱成分が大きくなった症例に対しての間

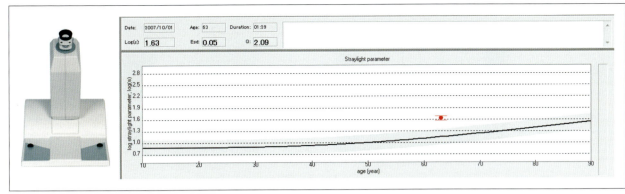

図 12. C-Quant(Oculus 社)の外観と測定結果画面
上段　Log(s)：眼球内の光の散乱によって生じる網膜への迷光量の総量
　　　Esd 値：Log(s)のばらつきの推定標準偏差
　　　Q 値：検査結果をもとに，0 または 1 と答えた際の log(s)値の平均の差分および値のばらつき
下段　赤色ドット：測定結果
　　　黒色ライン：年齢別平均正常値を示す曲線
　　　灰色エリア：正常範囲

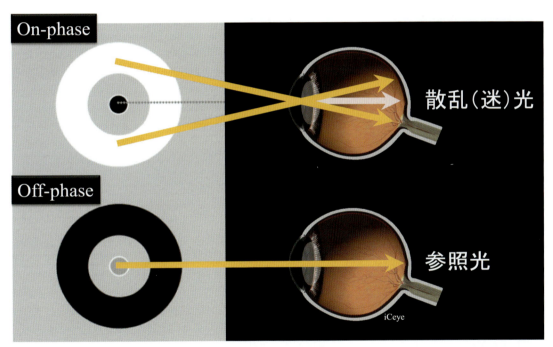

図 13. 迷光解析の概要
参照光と迷(散乱)光が同じになる明るさを探し，年齢別正常値よりも大きいか否かで判定する．

接的な自覚的散乱評価とも考えられ，非常に有用である(図 14)．また，眼科領域ではあまり一般的ではないが，照明や自動車研究に関係する領域ではグレアに関するスコア化や主観評価は，よく使われる．

おわりに

本稿では概要のみとなってしまったが，まずは日本語でもう少し深く学びたいという方は，「視覚の科学　光学入門」[8)9)]や「角膜トポグラファーと波面センサー」[10)]，「眼光学の基礎」[11)]などがお勧めである．最近では，手術中に収差を計測したり，

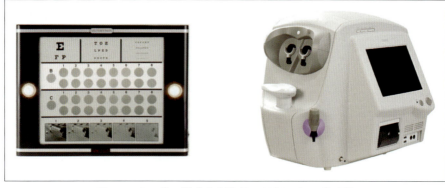

図 14. その他の散乱を間接的に評価できる計測器
左が CSV-1000HGT(Vector Vision 社),右がコントラストグレアテスター CGT-2000(タカギセイコー社)の外観

補償光学といって収差をリアルタイムに補正して打ち消したり,逆に加えたりできる機器も登場している.現段階では,収差の大小を計測するものとして使われるケースが多いが,収差は明視域を広げることから最適な眼内レンズ選択に使われはじめている.また,将来的には収差を消した状態で視力を計測することで素早く矯正視力が計測でき,人がものをどのように見ているのかといった機能的な役割の解明にも役立つと考えられる.今後も収差や散乱計測器の普及と進歩を願ってやまない.

文　献

1) Diaz-Douton F, Benito A, Pujol J, et al：Comparison of the retinal image quality with a Hartmann-Shack wavefront sensor and a double-pass instrument. Invest Ophthalmol Vis Sci, **47**(4)：1710-1716, 2006.
2) Martinez-Roda JA, Vilaseca M, Ondategui JC, et al：Optical quality and intraocular scattering in a healthy young population. Clin Exp Optom, **94**(2)：223-229, 2011.
3) Galliot F, Patel SR, Cochener B：Objective Scatter Index：Working Toward a New Quantification of Cataract? J Refract Surg, **32**(2)：96-102, 2016.
4) Cochener B, Patel SR, Galliot F：Correlational Analysis of Objective and Subjective Measures of Cataract Quantification. J Refract Surg, **32**(2)：104-109, 2016.
5) Kirkwood BJ, Hendicott PL, Read SA, et al：Repeatability and validity of lens densitometry measured with Scheimpflug imaging. J Cataract Refract Surg, **35**(7)：1210-1215, 2009.
6) Sahin O, Pennos A, Ginis H, et al：Optical Measurement of Straylight in Eyes With Cataract. J Refract Surg, **32**(12)：846-850, 2016.
7) Labuz G, Reus NJ, van den Berg TJ：Ocular straylight in the normal pseudophakic eye. J Cataract Refract Surg, **41**(7)：1406-1415, 2015.
8) 広原陽子：光学入門 3　波面収差の読み方―各症例での波面収差の特徴―.視覚の科学, **35**(3)：54-60, 2014. doi：10.11432/jpnjvissci. 35.54.
   Summary　波面収差計の基本から臨床応用までわかりやすく書かれている.まずはここから学ぶとわかりやすい.
9) 三橋俊文：光学入門 2　Zernike 多項式再入門.視覚の科学, **35**(2)：38-42, 2014.
   Summary　眼球波面収差計の開発に携わられた三橋先生により波面収差の理論の概要がわかりやすく書かれている.波面収差についてさらに知識を高めたい方にはお勧めの書である.
10) 前田直之,大鹿哲郎,不二門　尚(編)：角膜トポグラファーと波面センサー,メジカルビュー, 2002.
    Summary　不正乱視評価の変遷から応用までグラフィカルにわかりやすく書かれている.筆者は,この書籍で収差に興味を持ち,多くを学んだ.
11) 西信元嗣(編)：眼光学の基礎,金原出版, 1990.
    Summary　眼光学が苦手な方も基礎を学んだ方も,得るものが多い 1 冊.読めば読むほど発見がある書であり,これから眼光学を勉強しようという方は必読書である.

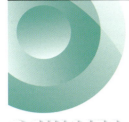

特集/日常診療で役立つ眼光学の知識

検査と眼光学

眼底検査に必要な眼光学

野田　徹*

Key Words : 倒像検眼鏡 (indirect ophthalmoscope)，眼底カメラ (fundus camera)，補償光学 (adaptive optics：AO)，走査レーザー検眼鏡 (scanning laser ophthalmoscope：SLO)，共焦点光学系 (confocal optics)

Abstract : 眼球は，瞳孔を開口とした閉鎖空間であるため，その内壁面である眼底を観察・撮影するためには，瞳孔と前眼部に存在する光学組織 (角膜，水晶体) を通して眼内に照明光を入射させ，眼底面から反射して再び瞳孔から射出される光束を結像させる必要がある．その際，限られた瞳孔径から照明光束，観察光束を両者が重なることなく射入，射出できるよう両光路を設定すること，角膜，水晶体・眼内レンズにより生じる反射光や収差を最小限に抑える光学系を設定することが眼底観察の基本条件となる．

眼底観察光学系の基本的なしくみの理解は，日常診療における眼底観察のみならず，レーザー治療や硝子体手術を適切に安全に実施するうえにおいても必要不可欠である．眼底観察には，直像鏡，倒像鏡，細隙灯顕微鏡観察，眼底カメラ，補償光学眼底カメラ，SLO などのさまざまなシステムがあり，さらに眼底の観察光学技術は，観察や診断のみならずレーザー治療・手術へも応用されていく．

眼底観察・撮影の基本原理

眼球は，瞳孔を開口とした閉鎖空間であるため，その内壁面である眼底の観察・撮影の原理は，瞳孔と前眼部に存在する光学組織 (角膜，水晶体) を通して眼内に照明光を入射させ，眼底面から反射して再び瞳孔から射出される光束を結像させることにある．その際，限られた瞳孔径から照明光束，観察光束を両者が重なることなく射入，射出できるよう両光路を設定することが眼底観察の基本条件となる．

直像眼底鏡

正視眼では，無限遠視標からの光 (平行光) は眼内に入射すると，網膜面に焦点を結ぶ．逆に，被検者眼の網膜面から光が出るとすれば，眼外へは平行光となって射出される．したがって，検者眼，被検者眼ともに正視であれば，被検者の眼底から出た平行光は検者眼の網膜面に結像して，眼底像が観察される (図 1-a)．直像眼底鏡は，被検眼内への照明光源と，検者眼と被検者眼で合計される屈折異常を補正するためのレンズセットを備えた最も単純な眼底観察システムである (図 1-b)．

照明光径を大きくしたほうがより広い範囲が観察できるが，瞳孔径が小さい眼では，小さな照明径を用いたほうが観察しやすい．検者眼，被検者眼ともに正視なら，そのまま照明された部位が観察できる．それ以外の場合は，検者と被検者の屈折値の和の値のレンズを選択して観察する．

---

* Toru NODA, 〒152-8902　東京都目黒区東が丘 2-5-1　国立病院機構東京医療センター眼科，医長／東京医療保健大学大学院看護研究科，臨床教授

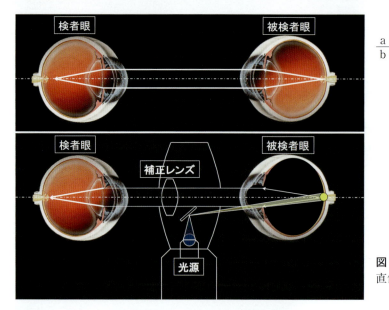

図 1. 直像眼底鏡のしくみ

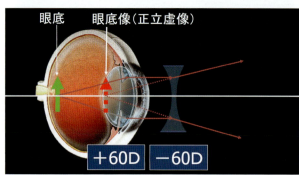

図 2. 直像眼底観察系

倒像眼底鏡，細隙灯顕微鏡・手術顕微鏡眼底観察

1. 眼底観察の基本原理

a) 直像観察系と倒像観察系

前眼部にはごくおおまかに角膜(約+40 D)，水晶体/眼内レンズ(約+20 D)の計+60 D の凸レンズが存在する．基本となる眼底観察法には，前眼部の+60 D レンズに対して-60 D の前置レンズを前置して直像(直立虚像が水晶体後嚢付近に形成される)で観察する方法(図2)と，+60 D レンズを前置して倒像(倒立実像が前置レンズのさらに手前に形成される)で観察する方法とがある(図3-a)．

b) 前置レンズと眼底像の観察倍率

眼底像の観察倍率(横倍率)は，眼の全屈折力(約60 D)と前置レンズの屈折力の比で決まる．奥行き方向(隆起度や陥凹度)の観察倍率(縦倍率)は，横倍率の2乗となる(図3)．

60 D の前置レンズでは横倍率，縦倍率ともに約1倍となり，眼底像を最もそのままの型で観察できるため，眼底観察の基本形となる(図4)．60 D よりも低いパワーの前置レンズを用いた観察では，眼底像が拡大して観察されるため，倒像眼底鏡を用いて肉眼で観察できる．60 D 以上の強いパワーの前置レンズを用いる場合は，眼底像が実際よりも縮小して観察されるため，双眼実体顕微鏡(細隙灯顕微鏡・手術顕微鏡)を用いて像を拡大して観察する．

2. 倒像眼底鏡

倒像眼底鏡は，広い視野で眼底最周辺部まで観察ができ，白内障や硝子体混濁などがある程度あっても眼底の透見が可能であるが観察には習熟を要する．単眼鏡と双眼鏡があるが，立体観察により強膜圧迫や冷凍凝固操作などを併用する必要から，網膜硝子体専門医は双眼倒像鏡を習熟しておくことが望ましい．

用いる前置レンズは，+20 D レンズを基本とし，より詳細に拡大率の高い観察を行う場合は+14 D を，逆に被検眼の瞳孔径が小さいような場合には，より屈折力の高いレンズ(28～40 D)が用いられる．

瞳孔の形状と大きさの限界に対して，最も観察しやすいように照明光束の形状と3つの光束の角

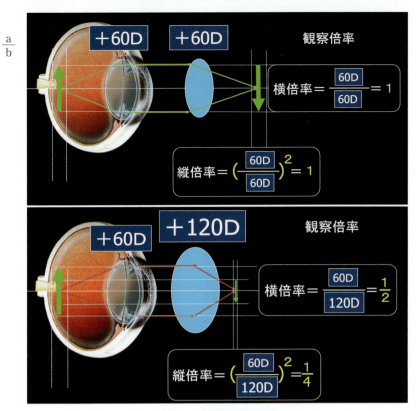

図 3. 倒像眼底観察系
a：＋60D レンズを前置した場合
b：＋120D レンズを前置した場合

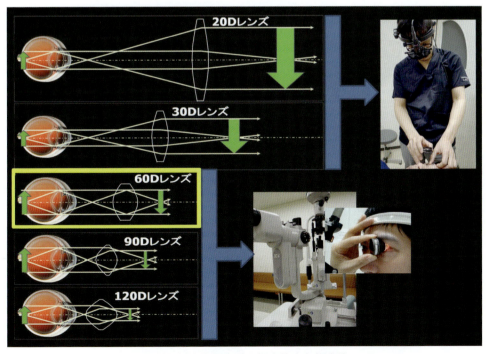

図 4. 倒立像観察系の観察倍率と観察法

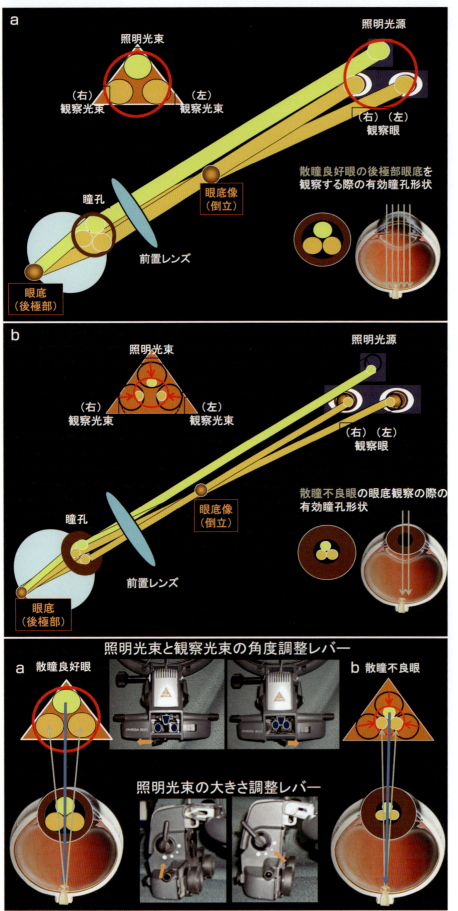

図 5.
双眼倒像眼底鏡観察系：照明光束と観察光束の調整
 a：瞳孔径が大きい被検眼の場合
 b：瞳孔径が小さい被検眼の場合

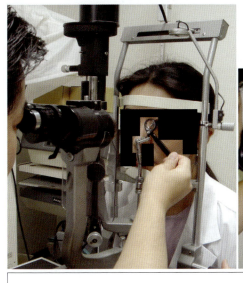
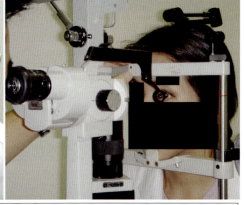
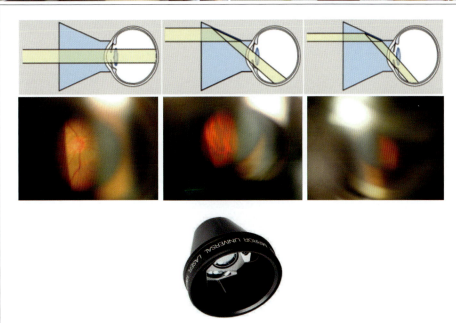

図 6.
細隙灯顕微鏡眼底検査：凹レンズを前置した直立像観察系
　a：非接触型前置レンズ
　b：非接触型前置レンズ：Goldmann 3 面鏡

度設定を適切に配置する．それぞれの角度を広くとりすぎると眼底からの照明光は瞳孔から射出できなくなり，逆に狭くしすぎると，照明光路と観察光路に重なる部分が生じて観察の障害となる．広い視野で良好な立体眼底観察を行うためには散瞳した状態で観察する(図 5-a)．通常瞳孔で観察する場合や散瞳不良眼では，小さな径の照明光を選択し，照明光路と左右観察光路とのなす角度を狭く設定して観察する(観察視野は狭くなり立体視差が低下する)(図 5-b)．

3．細隙灯顕微鏡眼底観察

細隙灯顕微鏡眼底検査の利点は，病変の詳細な観察，スリット光ナイフによる硝子体・網膜およびその境界面の評価にある．その観察光学系の基本的な理解は，適切な観察のみならずレーザー光凝固治療を行ううえでも重要である．

a）照明光のセットアップ

細隙灯顕微鏡眼底検査では，眼底像を必要な倍率に拡大して詳細に立体観察できる．入射照明はスリット光束であり，観察には照明光路と観察光路が瞳孔を通過させる必要がある．瞳孔の形状と大きさを最大限に利用してスリット幅と観察ユニットの角度設定を適切に行って観察する．

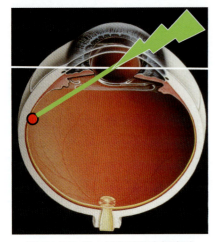

図 7．IOL 眼の周辺部眼底観察時に生じる収差
眼底周辺部の眼底観察光束は，IOL を斜めに通過するために大きな収差（非点収差・コマ収差・色収差）が生じる．

（i）幅広のスリット光による網膜面の観察

幅広いスリット光を直接網膜表面に当て観察する．観察対象により適切な波長の照明光を用いて観察する．イエロー（アンバー）フィルターを用いた照明光は，網膜面の観察の妨げとなる中間透光体での散乱の発生を抑え，患者の眩しさを軽減すると同時に網膜光毒性を抑制する効果がある．

（ii）スリットナイフによる光学断面の観察

硝子体断面，網膜面，網膜硝子体境界面の観察に用いる．スリットナイフの通過する光学断面に生じる散乱光の観察であるため，網膜光障害に注意しつつ，短波長成分を十分に含む高輝度の照明光を用いる．

b）前置レンズの選択

直像観察用の凹レンズ，倒像観察用の凸レンズそれぞれに非接触型と接触型の前置レンズがあり，観察対象と観察条件によって適切に選択する．

（i）凹レンズを前置した直像観察系

（a）非接触型前置レンズ

古いモデルの細隙灯顕微鏡には眼底観察用に非接触型凹レンズが付属していたが（図 6-a），近年は，はるかに使い勝手が良い倒像系高屈折前置レンズの普及により，それらのレンズはほとんど使用されることがなくなった．

（b）接触型前置レンズ

代表的なレンズは Goldmann 3 面鏡である（図 6-b）．前面が平面，角膜接触面が約 −60 D の凹レンズ面を形成する．後極部は中心の開口部を通して，周辺部眼底は観察方向に適した角度のミラーに反射させて鏡面像を観察する．観察条件が良ければ，解像度の非常に良い眼底観察が可能であるが，視野が狭く，瞳孔径，眼内レンズなどの光学条件や中間透光体の混濁による制限を受けやすい．特に眼内レンズ挿入眼の周辺部の観察は眼内レンズを観察光束が斜めに通過するため，大きな収差（色収差，非点収差，コマ収差）が生じるために困難である（図 7）．

（ii）凸レンズを前置した倒像観察系

高屈折倒像型レンズの広角観察を利用して連続した視野で眼底最周辺部までの観察が可能である．さらに高屈折倒像観察系は，前眼部では強い集光光束となるため，散瞳が不良な眼や有効瞳孔径が細長く絞られる周辺部眼底の観察でも光束が通過しやすく広い視野が確保されるとともに，前眼部のレンズ系で発生する強い収差の影響が少ないため，眼内レンズ挿入眼の周辺部眼底観察にも適している．

+60 D の眼球光学系を通した眼底観察には，観察のしやすさと観察像特性の関係から，+90 D クラスの前置レンズ（横倍率≒2/3 倍，縦倍率≒1/2 倍）が標準として用いられることが多い．より詳細に，網膜の厚みや凹凸面を正確に検出したい場合には，+60 D クラスのレンズ（縦横倍率≒1 倍）を用いる必要がある．逆に，より屈折力が高い前置レンズを用いれば観察光束は前眼部で強く集光するため，前眼部の光学条件（小瞳孔，眼内レンズの収差，中間透光体の混濁）の影響が少なく，また，レンズを保持する位置のアライメント調整も容易で，広い同一視野での観察が行える．しかし，観察倍率は低下し，特に縦倍率の低下から平面的な観察となる（図 8）．

c）細隙灯顕微鏡を用いたレーザー光凝固術

細隙灯顕微鏡の照明光学系にレーザーデリバ

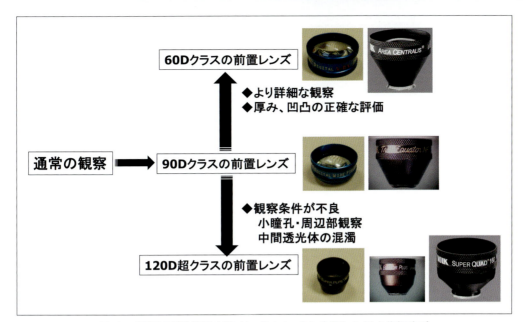

図 8. 細隙灯顕微鏡眼底検査：凸レンズを前置した倒立像観察系
前置レンズの適切な選択基準

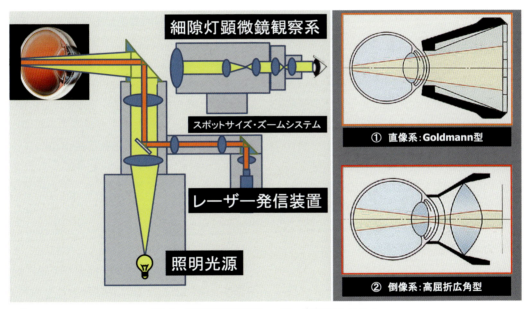

図 9　細隙灯顕微鏡レーザー光凝固システム
a：基本システム
b：直像・倒像系前置レンズを用いた場合の眼内を通過するレーザー光束の収束
　状態の違い

a｜b

リーシステムを組み込むことにより，観察される眼底視野内にレーザー光凝固が行われる（図9-a）．その際，レーザー光束が施術者眼に入射して光障害を生じないように観察光学系には保護フィルターが設置されている．

レーザー治療を行う際に，スポットサイズを設定するが，前置レンズの眼底観察倍率により網膜面に形成されるレーザースポットサイズが変化する．60Dよりも高い屈折力のレンズを前置するほど，眼底におけるレーザースポットサイズは拡大され，観察倍率（横倍率）と凝固サイズは反比例の関係となる．

Goldmann 型直像観察系の前置レンズの場合は，眼内を通過するレーザー光束の径が網膜面のスポットサイズよりも収束する（エネルギー密度が高くなる）ことは決してないが（図 9-b-①），倒像型高屈折前置レンズではスポットサイズを大きく設定すればするほど，レーザー光束は網膜面よりも前眼部の水晶体付近で細く収束して通過するため，前眼部組織に強い熱を発生する可能性が高くなる（図 9-b-②）．これはデフォーカル型よりもパルフォーカル型のレーザーシステムでより顕著である．特に＋120 D クラスの広角型前置レンズを用いる場合，医原性の白内障を生じる可能性を考慮し，原則的に 200 μm 以上のスポットサイズ設定（凝固サイズ 400 μm）は選択すべきではない．

眼底カメラ

　眼底を撮影するうえでは，照明光に対する縮瞳反応，眼底からの反射光が微弱であるため前眼部の光学組織（角膜，水晶体）からの反射光がフレアとして障害となること，などが明瞭な撮影を妨げる因子となる．眼底カメラではそれらの影響を回避するための特別な光学的対策と，効率よく良い条件の眼底撮影を可能とするためのアライメントやフォーカスの調整支援機能が工夫されている．

1．眼底カメラの基本システム
a）照明系

　眼底カメラは，①アライメントやフォーカス調整を行うための眼底観察用の照明，②眼底撮影のためのフラッシュ照明，の 2 系統の照明系を備えている（図 10）．

（i）眼底観察時の縮瞳対策
（a）散瞳型眼底カメラ

　散瞳型眼底カメラは眼底観察用の白熱電球照明と撮影用のキセノン電球（フラッシュ）照明をミラーの動きにより切り替える．縮瞳が生じないよう散瞳剤点眼後，検者は白熱電球による照明下で接眼レンズを通して肉眼で眼底を観察しながらアライメントとフォーカス調整を行う（図 10-a）．適切な調整がなされた後シャッターボタンを押すと，照明が白熱電球からキセノンランプによるフラッシュ光に一瞬切り替わり，眼底像が画像素子に撮影される（図 10-b）．

　無散瞳型眼底カメラでは，眼底観察時の照明に赤外光を用いて縮瞳を防いでいる．撮影時はフラッシュ照明を用いるが，フラッシュ照射から撮像までは極めて短時間であるため，縮瞳反応が生じる前に撮影が完了する．検者は，赤外光は肉眼では検知できないため，赤外用カメラで撮像した白黒映像をモニター画面で観察しながら調整作業を行う．

（ii）照明光学系・撮影光学系の光学面で生じるフレア光への対策
（a）眼内反射面で生じるフレア光とその対策

　一般に，撮影対象からの反射光量の 10％以上のフレア光が生じる光学系では明瞭な撮影像が得られない．撮影対象の網膜面で最も反射率の低い黄斑部中心窩の反射率 0.7％であり，その 10％つまり 0.07％以上の反射率を有する光学組織，つまり角膜前面（2.50％），水晶体前面（0.08％），水晶体後面（0.08％）の 3 つの光学組織面からのフレア光は眼底撮影を障害する（図 11）．そのため，その 3 つの光学面での反射光の発生を回避するために，照明光学系にはその 3 組織の各位置に対応した絞り像を結ばせている．結果として照明光束はリング形の光束として前眼部を通過して眼底面に射入される（図 12-①）．眼底面で反射した撮影光束は，瞳孔面に撮影絞り像を設けることにより，前眼部をリング照明の内部を通して射出させる光路配置とし，フレア光の映り込みを最小限に抑えるしくみとなっている（図 12-②）．

（b）眼底カメラの対物レンズ面で生じるフレア光への対策

　眼底カメラの対物レンズも照明・撮影光路が共有されるため対物レンズ表面からフレア光が発生する．眼底カメラでは，照明光学系内に黒点を置き，その黒点を対物レンズ面に投影することにより対物レンズ面からのフレア光の発生を防いでい

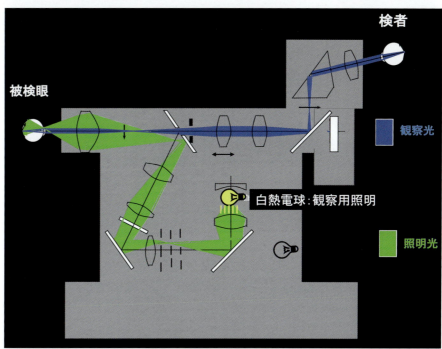
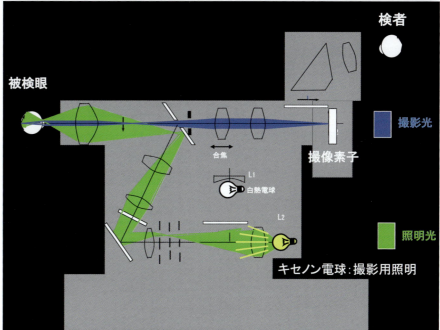

図 10.
散瞳型眼底カメラの基本構造
 a：調整作業のための眼底観察時
 b：眼底撮影時

る(図 12-③)．照明系に設置した「黒点」は，通常の屈折状態の眼ではボケて眼底撮影像には映り込まないが，高度近視眼では黒点が眼底面の位置とも共役となるため，眼底撮影像の中心に明瞭な黒点が映り込まれる(図 13)．現行の形式の眼底カメラによる撮影では，高度近視眼にはこのアーチファクトが不可避的に生じることを知っておく必要がある．

(ⅲ) アライメント・作動距離・フォーカス調整支援機能

眼底撮影には，被検眼と眼底カメラが適切なアライメント(眼底カメラと被検眼の光軸合わせ)と作動距離(眼底カメラと被検眼との距離合わせ)に設置された状態でフォーカスが正確に合わされる

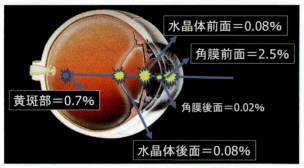

図 11. 眼球光学組織面の反射率
黄斑部中心窩の反射率は 0.7% であり，その 10%（0.07%）以上の反射率をもつ光学組織面からのフレア光は，鮮明な眼底撮影を妨げる．

必要がある（図 14）．アライメントのずれは眼底撮影像の一方の辺縁部に白いハレーション像が映り込み，作動距離のずれは撮影像周辺部全体にリング状のハレーション像を生じる．フォーカスのずれは撮影像のボケを生じる．

（a）アライメント・作動距離調整を支援する機能

眼底カメラのアライメントと作動距離合わせは，凸面鏡反射の法則を応用し，角膜表面からの反射光を利用して支援する機能が設けられている．照明系に点光源（S1，S2）を設けて，角膜の焦平面（S1'，S2'）に結像させるようにすると，焦点へ向かう方向に角膜曲面を入射する光束は角膜表面で反射し，凸面鏡の反射法則に従って平行光となる．正視眼の眼底から眼外へ射出される光束も平行光であるため，両者の結像位置は一致する（図 15）．したがって，角膜からの光束が眼底撮像内で焦点を結ぶ（眼底像内に映り込む 2 つの輝点が最も小さくなる）ようにカメラ位置を調整すれば撮

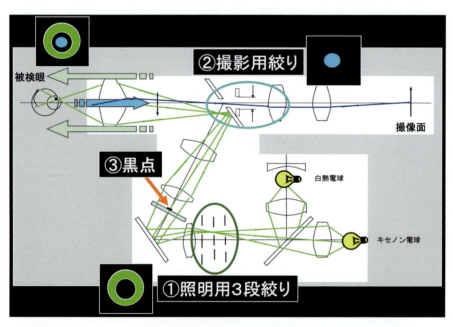

図 12. 角膜・水晶体・対物レンズ各面でのフレア光の発生防止法

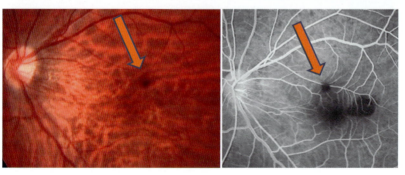

図 13. 眼底写真の中心部に映り込む黒点像（高度近視眼）

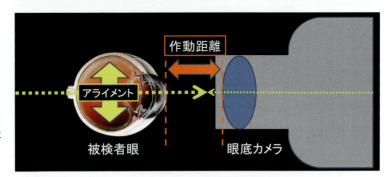

図 14.
眼底カメラのアライメント合わせと
作動距離合わせ

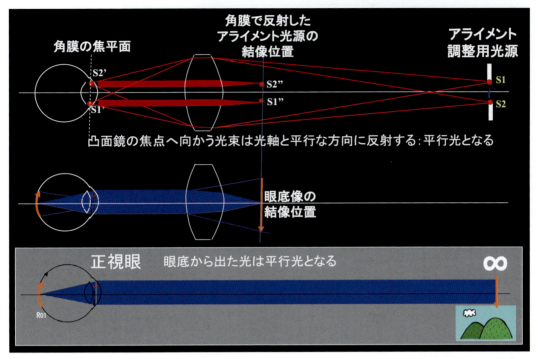

図 15. 凸面鏡反射の法則を利用した角膜からの反射光によるアライメント・作動距離ガイド機能

影に適した作動距離となる．また，被検眼とカメラの光軸が一致した場合には，角膜表面で反射した2つの光源が眼底映像の中心から対象に位置するように映し込まれるため，その2点の位置を指標としてアライメント調整を行う．

（b）フォーカス合わせをガイドする機能

眼底撮影のフォーカス合わせをガイドする機能は，Scheinerの原理が利用されている．Scheinerの原理は，2つのピンホールを通して遠方の物体を観察する場合，観察眼のフォーカスが合っていれば対象物は1つに見え，フォーカスが合わないと2つに分離して見える現象で，焦点の合致を客観的に判定する方法として知られている（図16）．眼底カメラではフォーカス調整用視標を2孔絞りを通して眼底面に投影することにより，その視標が1点となる位置に調整がされるとフォーカスの合致が確認できるようになっている（図17）．

補償光学（adaptive optics：AO）眼底カメラ

眼球には，角膜，水晶体，硝子体という複雑な形状をした生体光学組織が存在し，視機能は，瞳孔からそれらのレンズ系を通して網膜に結像する眼球光学系の解像限界で規定される．その眼球の複雑な収差を測定，解析する技術に波面収差解析があり，波面センサーによる眼球光学系の収差解析技術は，すでに眼科一般診療における視機能評価に大きく貢献している．

逆に，眼底観察はその眼球光学系を通して観察

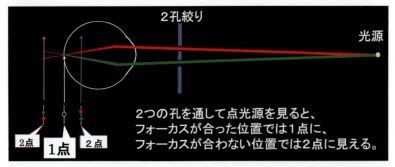

図 16. Scheiner の原理

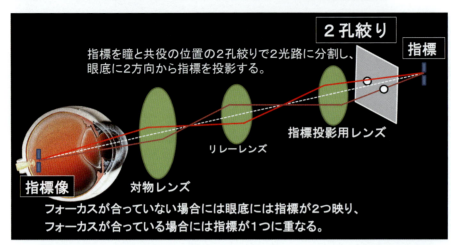

図 17. Scheiner の原理を利用したフォーカス合わせガイド機能

する必要がある．瞳孔径で規定される眼底観察の解像限界は，2 μm 前後までの微細構造の観察が可能であり（※注），理論的には視細胞レベルまでの観察が可能である．しかし，眼球光学系の複雑な収差は観察系の分解能を著しく損なうため，細胞レベルの詳細な観察をそのままで行うことは困難である．補償光学は，撮影する光学系の収差を補正して無収差化したうえで眼底撮影を可能とするシステムである．

1．補償光学系：波面収差解析⇒可変鏡による補償鏡面形成（図 18）

まず観察光学系の波面を測定し，その波面の形状をちょうど裏返した形の鏡面形状を可変鏡（鏡平面を後方から 2 次元に敷きつめられた多数のピストンを駆動させて変形させる）を用いて形成する．眼球から射出される波面は，この可変鏡で反射させると収差が補正された直線状の波面となる．さらに，これらの収差解析，収差補正のプロセスを繰り返すことにより，収差のない真っ直ぐな波面が得られる．

2．AO 眼底カメラ（図 18）

AO 眼底撮影装置は，①波面収差測定・解析から眼球光学系の波面を形成する，②測定された波面を補償する鏡面を可変鏡により形成する，③眼底撮影を行う，④眼底から射出されてきた撮影光束を可変鏡で形成した補償鏡面で反射させた後，収差を補償した映像として画像素子で撮像する，ことにより，眼球光学系の収差の影響をほぼ受け

※注　無収差光学系で人眼の眼底を瞳孔を通して観察した場合の解像限界
　　　Rayleigh 基準（2 点の Point Spread Function：PSF を近づけた際に，その間のくぼみが認識可能な間隔）
$$\text{分解能} = \frac{1.22 \times f \times \lambda}{D}$$
　　　観察条件を，
　　　　　　D：瞳孔径 ≒ 6.0 mmϕ
　　　　　　f：眼球光学系の焦点距離 ≒ 1/60 D ≒ 16.7 mm
　　　　　　λ：観察波長 = 532 nm
　　　とすると，分解能 ≒ 1.8 μm　となり，錐体細胞（3～6 μmϕ）の観察は十分可能である．

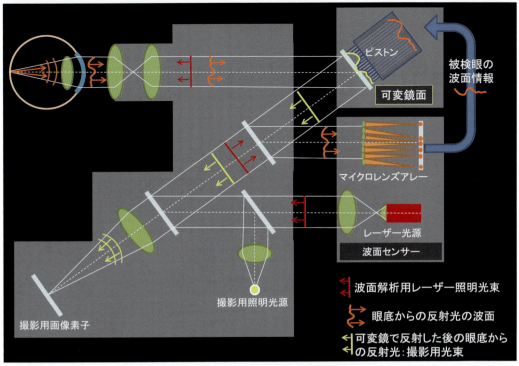

図 18. 補償光学による生体眼底顕微鏡のしくみ

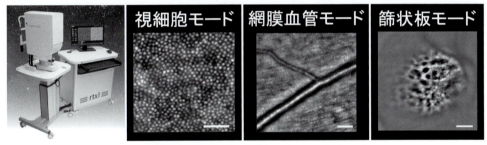

図 19. 補償光学眼底カメラ　RTX1-e(Imagine eyes®)
（資料提供：中央産業貿易株式会社）

ずに眼底の細胞レベルの微細構造までの撮影を可能とする．視細胞レベルの微細構造の撮影には，一般の眼底カメラよりもずっと高倍率の，顕微鏡用に準じたレンズ系が用いられる．

　一般臨床用に製品化された補償光学眼底カメラに RTX1-e(Imagine eyes®) がある（図 19）．

走査レーザー検眼鏡
(SLO：Scanning Laser Ophthalmoscope)

　走査レーザー検眼鏡(SLO)は，レーザー共焦点光学系と走査光学系とを特徴とする眼底撮影装置である．

1．SLO の基本光学系
a) 共焦点光学系(confocal optics)

　カラー眼底カメラでは，白色照明光に含まれるさまざまな波長の光が網脈絡膜のさまざまな深さの層で反射して射出されてきた光束をすべて捉えて撮像するのに対し，SLO では，特定の波長のレーザー光を眼底面のある 1 点に点光源を形成して照明し（光源と観察点が共役），眼底反射率に応じて網膜面からの反射光が同じ光路を戻って検知器に入射する前に，網膜の特定の深さと共役な位置にピンホール絞りを設置することによって，照明されたその 1 点の特定の層からの反射光のみを検知して，その強度情報を得る（観察点と検知器

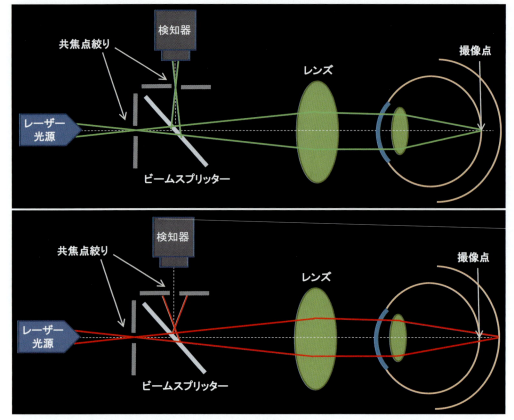

図 20. 共焦点光学系のしくみ
光源と網膜観察点とが共役な位置となるようにレーザー光を眼底の1点に投影する．照明された撮像点と共役な位置に検知器の前に共焦点絞りを設置することにより，特定の1点からの反射光のみが検知される．
　a：目的とする撮像点からの反射光は検知される．
　b：目的とする撮像点と異なる層からの反射光は検知されない．
・共焦点走査レーザーシステムの説明
・レーザー光を眼底に照射し，反帰した光をデテクターが感知する．この反帰光がデテクター前の絞りを通る時，乱反射光やピントずれの光をカットし，よりピントの合った鮮明な画像のみを取得

が共役)(図 20)．それにより縦分解能が確保され，横分解能の向上も得られるため，高いコントラストの眼底映像が得られる．逆に，共焦点光学系では観察点に隣接する点を同時に撮像できないため，2次元画像を得るためには走査光学系との組み合わせが不可欠となる．

b) 走査光学系（scanning optics）

眼底カメラが眼底の面全体を同時に照明して撮影するのに対して，SLO ではレーザー光束で形成した眼底の1点の点像からの光をビームスプリッターで検知器へ導いてその強度情報を得る．したがって，眼底面の2次元映像を得るためには，その集光点位置を X-Y 方向に走査し，各集光点の位置情報と強度情報から1画面の眼底映像を構築する必要がある．広い面積の眼底画像を得るためには2次元平面を短時間で走査するしくみが必要であり，レーザー光を一方向に高速走査するデバイスとそれと直交する方向にやや低速で走査するデバイス（ガルバノミラー，ポリゴンミラーなど）を組み合わせて駆動させて高速2次元走査が行われる（図 21）．

c) レーザー光源

SLO では，赤，緑，青，赤外の各波長のレーザー光源が用いられる．それぞれの波長ごとに網脈絡膜の異なる深さの層で反射した光束（図 22）から，共焦点・走査光学系により網脈絡膜の異なる深さ

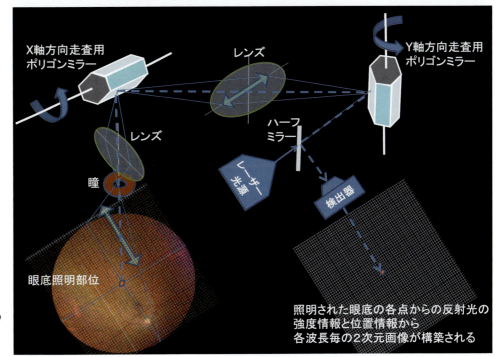

図 21. 走査光学系のしくみ

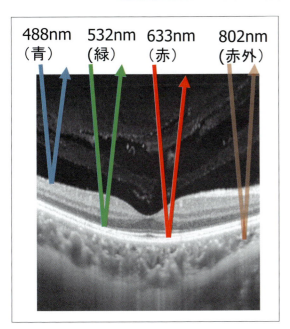

図 22. レーザー照明光の波長と眼底での反射位置

の層における映像が構成される.カラー眼底画像は,赤・緑・青の可視光光源による画像の組み合わせで構成され,赤・緑の2波長から疑似カラー画像を表示するものと,赤・緑・青の3波長からフルカラー画像を表示するものがある.また,青・緑光はフルオレセインおよび自発蛍光眼底撮影,赤外光はインドシアニングリーン蛍光眼底撮影に利用される.

2.超広角走査レーザー検眼鏡

走査光学系では,レーザー光をX-Y方向に高速で走査するが,走査光が静止する点があり,SLOの瞳と呼ばれる.SLOの瞳位置を被検眼の瞳の位置に合わせれば,2 mmΦ程度の通常瞳孔径で眼内全範囲の走査が十分に可能であり,散瞳剤の点眼なしで眼底の超広角撮影が可能となる.

さらに,眼底を広角で撮影するために,2次元走査されたレーザー光を広角の楕円鏡で反射させて眼底に投光する.楕円には2点の焦点があり,楕円光学系の法則により,その1つの焦点から出た光は必ずもう1つの焦点に収光する.レーザー光を反射させる可動鏡面を楕円鏡の1つの焦点の位置に置くと,その光は必ず楕円鏡のもう1つの焦点に収束するため,その収束位置を被検眼の瞳の位置に設定することにより2 mm径程度の瞳孔径から極めて広角の走査を高速で行うことが可能となる(図23).

a)Optos California,200Tx,Daytona

Optos社は,光学系に楕円鏡を用いることにより200°の広範囲の眼底撮影を可能とする超広角走査レーザー検眼鏡を開発し,臨床の現場で広く

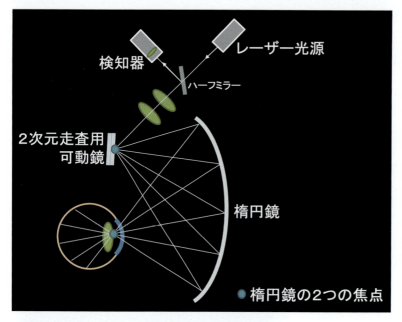

図 23. 広角眼底走査システム

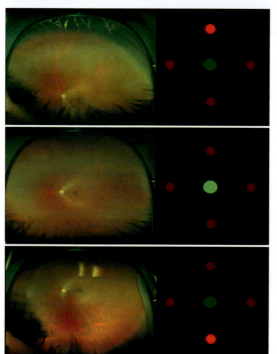

図 24. 超広角 SLO（Optos 200Tx™）
a：上方を固視した撮影
b：正面を固視した撮影
c：下方を固視した撮影

用いられるようになった．無散瞳で広範囲の眼底撮影，各種蛍光眼底撮影が行えることは画期的であり，日常の眼科診療の診療形式にも影響を生じている．カラー眼底像が赤，緑の 2 つの波長光の情報から構成される疑似カラー撮影であること，後極部眼底撮影像の解像度がやや低い点が課題である．

　（ⅰ）Optos California

633 nm（赤），532 nm（緑），488 nm（青），802 nm（赤外）のレーザー光源を備え，赤と緑の波長光で疑似カラー眼底撮影，青の波長光でフルオレセイン蛍光眼底撮影（FA）・自発蛍光眼底撮影，赤外波長光でインドシアニングリーン蛍光眼底撮影（IA）を行う．

　（ⅱ）Optos 200Tx（図 24）

赤，緑，青のレーザー光源を備え，疑似カラー撮影と FA が行える．

　（ⅲ）Optos Daytona

赤，緑のレーザー光源のみで最も小型化されたデザインで疑似カラー撮影のみを行う．

　b）Heidelbery Spectralis®＋ウルトラワイドフィールドレンズ

疑似カラー撮影，FA，IA，FAF が行え，OCT と組み合わせての撮影も選択できる．基本画角は 30°であるが，ワイドフィールドレンズで 55°，さらにウルトラワイドフィールドレンズでは 102°（虹彩面基準）の超広角撮影が行え，FA，IA の超広角同時撮影，動画撮影が可能である．

　c）ZEISS CLARUS™500（図 25）

赤（585〜640 nm），緑（500〜585 nm），青（435〜500 nm）の LED 光源と赤外（785 nm）のダイオー

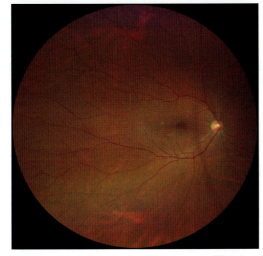

図 25. 超広角 SLO(ZEISS CLARUS™500)

ドレーザー光源を備え,赤緑青の 3 色の光源により,2.5 mmϕ の瞳孔径から超広角のフルカラー眼底撮影が容易に行えること,後極部から周辺部眼底まで極めて高精細な眼底像が撮影できることが特長である.基本画角は 133°であるが,2 画面合成で 200°,さらに最大 6 画面,267°の合成画像が表示可能である.機器の価格は考慮を要するが,カラー眼底撮影は新たな時代を迎えたといえる.

3. 眼底観察光学系技術の展望

AO を応用した観察技術は,生体の眼底の細胞レベルでの詳細な観察に基づく新たな診断分野を拓く.広角 SLO は,特定の網膜層それぞれに対して眼底全体を高速に 2 次元走査することにより,無散瞳で眼底全体を詳細に観察することを可能とした.正確な位置座標情報を有し,眼底すべての座標位置の特定の層にレーザー走査を実施できる技術は,その各座標の特定の層に対して,必要であれば光凝固用レーザーや組織を切開,蒸散させるタイプのレーザー照射をプログラム通りに発振することもすでに可能であることを意味している(図 21).眼底観察光学技術は,観察や診断のみならず,手術治療技術にも革新をもたらしつつある.

文献

1) 野田 徹,樋田哲夫(編著):細隙灯顕微鏡のすべて.眼科診療プラクティス 97,文光堂,2003.
   Summary 前置レンズと直像・倒像観察光学系のしくみ,レーザー治療の注意点が解説されている.
2) 野田 徹:眼底カメラの基本構造.光技術コンタクト,51(10):12-18,2013.
3) 野田 徹:眼底検査.視能学エキスパート:光学・眼鏡,公)日本視能訓練士協会(監),医学書院,pp. 158-169,2018.
   Summary 眼底カメラ,蛍光眼底撮影(FA,IA,FAF)のしくみがわかりやすく解説されている.
4) 高野栄一:目と目の光学機械(Ⅰ)眼底カメラ.写真工業,3:102-106,1985.
5) 高野栄一:目と目の光学機械(Ⅱ)日本における眼底カメラの発達.写真工業,3:102-106,1985.
6) 早水良定,山下伸夫,井場陽一:最近の内視鏡と眼底カメラの光学系.光学,10(5):314-325,1981.
7) Behrendt T, Duane TD:Investigation of fundus oculi with spectral reflectance photography. I. Depth and integrity of fundal structures. Arch Ophthalmol, 75(3):375-379, 1966.
8) Liang J, Williams DR, Miller DT:Supernormal vision and high-resolution retinal imaging through adaptive optics. J Opt Soc Am A Opt Image Sci Vis, 14(11):2884-2892, 1997.
   Summary 補償光学眼底カメラによる最初の報告.
9) Roorda A, Romero-Borja F, Donnelly Iii W, et al:Adaptive optics scanning laser ophthalmoscopy. Opt Express, 10(9):405-412, 2002.
   Summary SLO 型補償光学眼底撮影による最初の報告.
10) 山口達夫,三橋俊文:眼底カメラと補償光学.O plus E,31:301-305,2009.
    Summary 補償光学眼底カメラのしくみと特長が解説されている.
11) Mainster MA, Timberlake GT, Webb RH, et al:Scanning laser ophthalmoscopy. Clinical applications. Ophthalmology, 89(7):852-857, 1982.
12) 大島裕司:広角眼底撮影.眼科,58(11)臨増:1305-1313,2016.
    Summary 最近の広角眼底撮影の代表的機器の特徴が解説されている.

特集／日常診療で役立つ眼光学の知識

融合領域の眼光学

ロービジョンケアに必要な眼光学
―光学的視覚補助具の基礎―

川瀬芳克*

Key Words： 手持ち型拡大鏡(hand magnifier)，卓上型拡大鏡(stand magnifier)，単眼鏡(telescope)，アイポイント(eye point)，アイリング(eye ring)，アイレリーフ(eye relief)

Abstract：適切に拡大された網膜像を得るためには拡大鏡のレンズ系と眼屈折系の特性を同時に評価することが必要である．眼屈折系を正視眼で無調節とすることで拡大鏡の光学的特性の理解は容易となる．未矯正の屈折異常は正視との差を追加レンズで考えることができる．

手持ち型拡大鏡は広く用いられているが，歪みの少ない拡大像を得るためにはレンズの位置に応じた面を選択し，広い視界を得るためにはレンズを眼前に置く必要がある．利用者の使い方に合わせたレンズの選択が望まれる．

操作が容易とされる卓上型拡大鏡は拡大された虚像を見るため調節力を必要とする．また，未矯正の強度屈折異常がある場合にはしばしば適応しない．

単眼鏡は中距離から遠方，ときには近方の拡大鏡として利用される．ケプラー型単眼鏡ではアイポイントと瞳孔面を一致させることで明るく広い像が得られ，ひとみ径の大きい単眼鏡を選択することで同じ倍率であっても明るい網膜像が得られる．

はじめに

光学的な視覚補助具は，対象の網膜像の拡大あるいは縮小を目的とするものと，眼内に入射する光量や波長特性を調整するものに大別される．本稿においては，前者のうち網膜像の拡大を目的とする光学的補助具の基本について解説をする．以下において，これらを拡大鏡と称する．

拡大鏡は，そのレンズ系と眼球の光学系を組み合わせることとなり，適切な網膜像を得るためには拡大鏡の光学特性と眼屈折および調節を同時に評価することが必要である．眼屈折を正視とし無調節を前提とすることで理解が容易となる．未矯正の屈折異常については正視眼に凸レンズあるいは凹レンズが追加されたとみなし，それらを拡大鏡の光学系に加えることで同様に理解することができる．

拡大鏡と光学

ハイブリットレンズあるいは回折レンズを用いた一部のものを除き，拡大鏡の多くは幾何光学により説明される．幾何光学は光を光線で理解するもので，特性として同一の媒質内での直進性，異なる媒質の境界面での反射・屈折，同じ経路を戻ることができる逆進性が挙げられる．逆進性は網膜での結像を理解するのに有用である．

本稿では光学系については薄いレンズとして扱い，また近軸光線を前提として論を進める．

視角と網膜像の大きさ

対象が眼に対して張る角度を視角といい網膜像

---

* Yoshikatsu KAWASE，〒480-1197　長久手市片平2-9　愛知淑徳大学健康医療科学部医療貢献学科視覚科学専攻

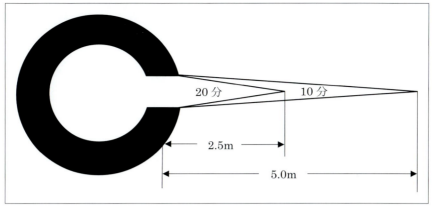

図 1. ランドルト環による視角の例示
5 m 用のランドルト環で 0.1 の視標の切れ目は，視距離 5 m で見たときに 10 分の視角であるが，2.5 m から見たときの視角は 20 分となる．

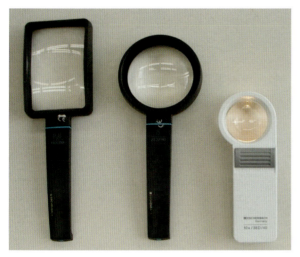

図 2. 手持ち型拡大鏡の例

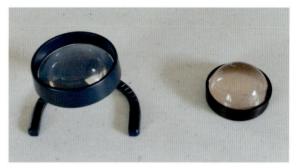

図 3. 卓上型拡大鏡の例

拡大鏡の種類とその特徴

拡大鏡は総称であり，手持ち型拡大鏡，卓上型拡大鏡，単眼鏡が代表的なものである．

手持ち型拡大鏡は虫眼鏡，あるいはルーペと呼称されるもので，近用の拡大鏡として用いる．低倍率から高倍率まで種類も多く，携帯性に優れたものである．ライト付きのものも多い（図 2）．

卓上型拡大鏡も近用の拡大鏡である．対象の上に置くだけで拡大像が得られるという操作の簡便さが特徴で，学齢前の幼小児から，レンズの保持が困難な高齢者まで利用できる利点がある（図3）．

単眼鏡は中距離から遠距離までの離れた位置にある対象の拡大を目的とするもので，接近が困難なガラスケース等の中の対象についても観察できる利点がある．さらにアタッチメントの追加や特殊な使用法により高倍率の近用の拡大鏡としても利用できる．使用にあたっては素早く対象を捉え

の大きさを決めている．対象の実際の大きさと対象との視距離により視角は決まり，等距離にある対象であれば対象が大きいほど視角が大きく，対象の大きさが同じであれば視距離が短いほど視角は大きくなる．視力を例に挙げる．

標準視力表において 0.1 のランドルト環視標の切れ目は 10 分の角度に作られている．5 m で 0.1 になるように作られた視標の切れ目を視距離 2.5 m で識別できたとき視力を 0.05 とするのは，視距離が 1/2 になったことにより視角が 20 分になるためである（図 1）．

視角を大きくすることは網膜像を拡大することであり，拡大鏡はこれをレンズ系により行っている．

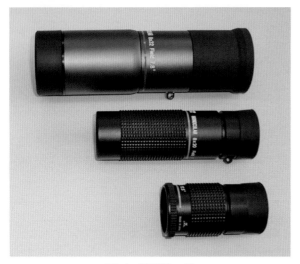

図 4. 単眼鏡の例

ること，対象に焦点を合わせることなどの手技が必要とされる（図 4）．

拡大鏡の光学

1．手持ち型拡大鏡の光学

a）拡大鏡および対象の位置

手持ち型拡大鏡による網膜像の拡大を理解する場合，眼を正視眼で無調節の状態とし，眼前に単焦点の凸レンズ（拡大鏡にあたる）を保持し，その焦点の位置に対象を置く状況を想定すると理解が容易である．この方法は鮮明な拡大像を得る 1 つの方法であるが，基本的なものであり，本稿ではこれを中心に解説を進める．

正視眼は遠点が眼前無限遠にある屈折状態をいう．眼内に入射した平行光線が無調節で網膜中心窩に結像する状態である（図 5-a）．幾何光学の逆進性を適用すると，網膜中心窩から出た光は眼から空気中に平行光線として射出される（図 5-b）．正視眼の眼前に凸レンズを置いた場合，眼から射出した平行光線は凸レンズを通過し，射出側の焦点を通過する（図 5-c）．再度，逆進性を適用すると，図 5-c において凸レンズの第一焦点から射出した光は同じ経路を経て網膜中心窩に結像する．拡大鏡を眼前に置き，拡大鏡の焦点距離の位置に対象を置くとき，正視眼では無調節で対象の像が網膜に結像することを示している．

未矯正の屈折異常がある場合は正視との差を考慮する．拡大鏡を眼前に保持する場合は正視との差を拡大鏡の屈折力に加える．例えば −2.0 D の近視眼で未矯正の状態で +8.0 D の拡大鏡を眼前に置く場合，未矯正の近視分である +2.0 D を拡大鏡に加える．すなわち，正視眼の眼前に +10.0 D の拡大鏡を保持したと考え，レンズからその焦点距離である 10 cm に対象を置くことで鮮明な拡大像を得ることができる．あるいは拡大鏡の +8 D を眼屈折に加え，−10 D の近視眼とみなし，遠点である眼前 10 cm がはっきりと見える，と考えることもできる（図 6）．逆に未矯正の遠視眼では拡大鏡の屈折力を減じ，その焦点距離を求める．調節力は屈折力が加わったと考える．

b）手持ち型拡大鏡の倍率

対象を基準の距離に置いて見た場合の網膜像の長さと，拡大鏡を用いた場合の網膜像の長さの比が手持ち型拡大鏡の倍率である．これは基準の距離と拡大鏡の焦点距離の比でもある．基準の距離としては「明視の距離」といわれる 25 cm が一般的である．

対象をレンズの焦点距離に置くものとする．+20.0 D の手持ち型拡大鏡を正視眼の眼前に保持した場合，対象とレンズの間隔は焦点距離の 5 cm となる．明視の距離を基準とすると倍率は 25 cm/5 cm で 5 倍となる．この倍率は屈折力の比でもある．明視の距離である 25 cm は 4.0 D にあたり，拡大鏡の +20.0 D との比から 5 倍となる（図 7）．

手持ち型拡大鏡の倍率は拡大レンズの (D/4)，または (D/4)+1 で示される．この表示方法はメーカーにより異なる．また，同一メーカーで両者を併用している場合もみられる．表示方式の違いによらずその倍率を比較するためには拡大レンズの屈折力を求めるのが簡易な方法である．レンズメーターにより測定するか，それが困難な場合は遠方の景色をレンズにより映すことでおよその焦点距離を求め，屈折力に換算するのが簡便である．なお，レンズメーターは後頂点屈折力を求めるように作られているため測定値は実際の値と異

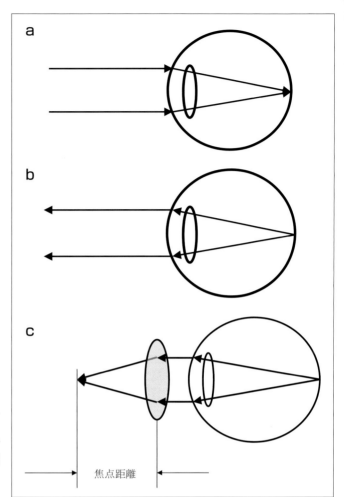

図 5.
正視眼・無調節である場合の結像
　a：正視眼の模式図．正視眼で無調節である場合，入射した平行光線は網膜に結像する．
　b：光路を逆進させた模式図．網膜中心窩から発した光は平行光線として射出する．
　c：眼前に凸レンズを置いた時の模式図．眼から射出した平行光線は凸レンズに入射し，レンズを通過後，焦点を通る．

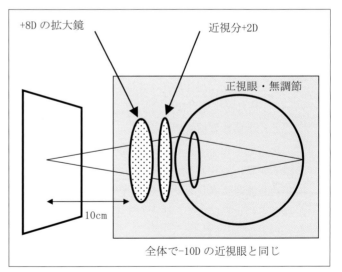

図 6.
未矯正の近視眼の眼前に拡大鏡を置く場合の模式図
−2D の近視は正視より 2D 屈折力が強い眼であり，正視眼に＋2D を加えた眼と理解できる．その眼前に＋8D の拡大鏡を置くことで，正視眼の眼前に＋10D の凸レンズを置いたことと同じと考えられる．正視眼・無調節の状態で眼前に＋10D の凸レンズを置いた場合，焦点距離である 10 cm にある対象を鮮明に見ることができる．正視眼に＋10D を加えたとみなせば，−10D の近視眼と同じとなり，その遠点である眼前 10 cm の位置がはっきりと見える．基準の距離を 30 cm としたとき，視距離が 1/3 であるため視角は 3 倍となる．また，基準の距離を 25 cm としたときは 2.5 倍となる．

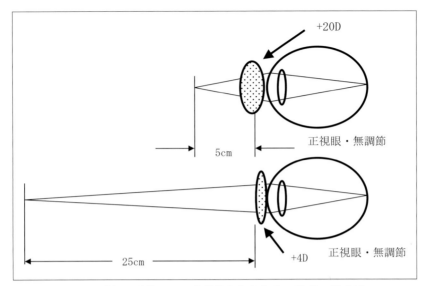

図 7. 明視の距離 25 cm を基準としたときの倍率の模式図
眼屈折はいずれも正視で，無調節である．上段のように，その眼前に +20D の拡大鏡を置くとき，その焦点距離であるレンズから 5 cm の位置にピントが合う．下段のように，その眼前に +4D の拡大鏡を置くとき，その焦点距離であるレンズから 25 cm の位置にピントが合う．この距離が明視の距離である．基準の距離との焦点距離の比は 1:5 となり，+20D の拡大鏡の倍率は 5 倍となる．

なることが考えられるが，筆者の経験では倍率を確認するうえで問題となる差はなかった．

実際に得られる拡大像の大きさは未矯正の屈折異常の有無や調節の有無，拡大鏡を保持する位置で異なり，同じ拡大鏡を用いてもこれらの条件により網膜像の拡大率は異なる．表示された倍率はあくまでレンズの屈折力から求められた値である．

また，倍率は長さの比であり，面積の比ではない．5 倍は面積比では 25 倍となる．

c）手持ち型拡大鏡の視界

拡大鏡を通して得られる視界の広さは眼と拡大鏡の距離により変わる．拡大レンズと対象の距離を焦点距離に固定した場合，拡大鏡を眼前に置くほどその視界は広く，眼と拡大鏡の距離が長いほど狭くなる（図 8）．

拡大鏡を眼前に保持する例は必ずしも多くない．筆者は光学特性として示すにとどめ，ロービジョン児（者）の好む使い方を優先しそれに合わせたレンズ選択を原則としている．

d）手持ち型拡大鏡の表と裏

非球面レンズの場合と，球面レンズであってもレンズの 2 つの面の曲率が異なる場合，収差が少ない拡大像が得られる面が異なる．さらにその面は拡大鏡を眼前に置く場合と，眼と拡大鏡の距離を長く取る場合では面が逆転する（図 9）．ロービジョン児（者）の使い方に合わせて適切なレンズ面を指導する必要がある．拡大鏡によっては歪みが少ない推奨距離が記載されているものもあるが，実際に比較して使用方法を選択することが大切である．

2．ハイパワープラスレンズ眼鏡の光学

網膜像の拡大を目的として強度の凸レンズを用いた眼鏡をハイパワープラスレンズ眼鏡という．これは手持ち型拡大鏡を眼前に保持した状態と同じで，光学的には手持ち型拡大鏡の理論が適用できる．検眼レンズセットがあれば検査や試用が可能であること，両手を空けることができること，一般の眼鏡に形態が類似しているため使用する際の心理的な抵抗感が少ないことなどの利点がある．半面，凸レンズが強度になるほど作業空間が短くかつ狭くなること，両眼使用時には複視を避けるためレンズの光学中心の距離を短くしたり，基底内方のプリズムを加えることが必要となる．

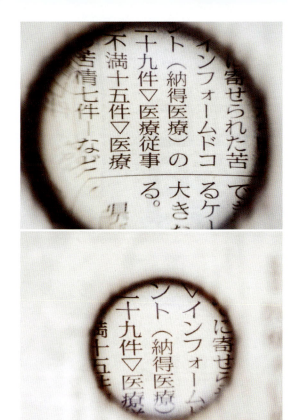

図 8. 眼と拡大鏡の距離の違いによる視界の差
拡大鏡と対象（新聞紙）の間は焦点距離に固定されている．上段は拡大鏡と眼の間隔は 5 cm，下段は 10 cm である．レンズを通して見える視界は上段のほうが広い．一方，一文字の大きさは同じである．

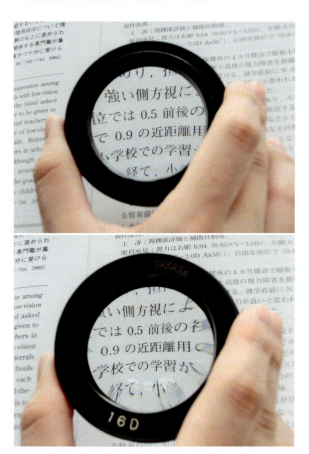

図 9. 拡大鏡の面と拡大像のひずみの違い
拡大鏡を眼から離して保持した場合の例である．上段は拡大像のひずみが少なく，下段は大きくなっている．拡大鏡を眼前に置くときは適切なレンズの面は逆転する．

複視を避けるために単眼使用とすることも可能であるが，他眼に装用する度数を適切に調整し，複視を避けることに加え，眼鏡としてのバランスを確保すること，凸レンズを通して見える装用者の外見の不均衡を避ける必要がある．筆者は使用眼に装用するレンズの半分程度を目安として複視の有無を慎重に検討してレンズ度数を決定していた．装用者によっては薄い複視の像が消失しないためオクルーダーレンズを用いたこともある．

3. 卓上型拡大鏡の光学

拡大の凸レンズに支持台を取り付けた型とドーム型がある．対象の上に置くだけで拡大像が得られ，操作が容易であることが特徴である．

レンズの支持台の長さ，あるいはドーム長が焦点距離よりも短いため，対象を拡大レンズの焦点距離内に置き，拡大された虚像を観察することとなる．レンズから射出されるのは開散光線となる（図 10）．そのため，鮮明な拡大像を得るためには正視眼では調節力が必要となる．小林は各種の卓上型拡大鏡について虚像位置と必要とする調節力についてまとめた．それによれば，レンズ上面から 30 cm 離れた位置に眼を置いた場合，2.6～2.9 D の調節力が必要であると述べている[1]．

未矯正の強度の屈折異常がある場合，卓上型拡大鏡は適さない．未矯正の強度近視の場合は支持台が高すぎ，逆に未矯正の強度遠視の場合は短すぎ，いずれも鮮明な拡大像が得られない．筆者は以前，卓上型拡大鏡を軽く持ち上げて使用する盲学校（現特別支援学校）の生徒を担当した．両眼の無水晶体眼であったため，持ち上げることで卓上

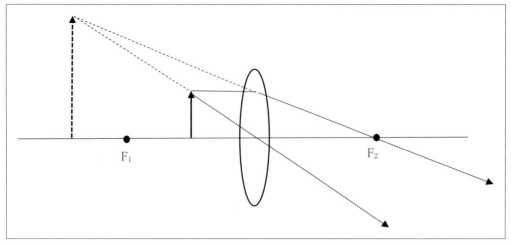

図 10. 凸レンズによる拡大された虚像となる場合の光路図

型拡大鏡から射出し眼に入射する光線を収束光線にしていたと推定した.

適切な屈折矯正あるいは調節の補正を行って卓上型拡大鏡を利用するか,他の拡大鏡にするかを選択しなければならない.

4．単眼鏡の光学

主に中距離から遠用の光学的補助具であり,ガラスケース内にあり接近できないものの拡大にも利用される.

a）単眼鏡の型と特徴

単眼鏡は入射した平行光線が平行光線で射出する無焦点系の光学系であり,ケプラー型とガリレイ型がある.

ケプラー型は対物レンズ,接眼レンズともに凸レンズであり,光学系の長さは両者の焦点距離の和となる.倒立像となるため正立プリズムなどを用いている.高倍率で明るい像が得られるが,形態が大きく,重量も重くなる傾向がある.

ガリレイ型は対物レンズが凸レンズであるのに対し,接眼レンズが凹レンズであり,光学系の長さは両者の焦点距離の差となる.一般に軽量でコンパクトな光学系となるが,高倍率には適さない.弱視眼鏡の一部のレンズやオペラグラスなどにみられる.

b）単眼鏡の倍率とその表示

単眼鏡には倍率とともに対物レンズの有効径が表示されている.例えば8×20という表示は倍率が8倍で対物レンズの有効径が20mmであることを意味している.有効径を倍率で除した値が後述するひとみ径で,像の明るさを示している.

単眼鏡の倍率は,単眼鏡を用いずに見た時の網膜像の視角と,単眼鏡を通して見た時の網膜像の視角の比である.これは接眼レンズと対物レンズの屈折力の比でもある.

例えば5倍の単眼鏡を通して10mの位置にある対象を見たときの網膜像の視角は単眼鏡を用いずに見たときの5倍となる.これは同じ対象を2mの距離から単眼鏡を用いずに見たときの視角に等しい.

c）アイポイントとアイレリーフ

対物レンズを通して単眼鏡内に入射した光が収束している位置がアイポイントで,その位置にできる小円をアイリングという.

ケプラー型単眼鏡では接眼レンズの外側にある（図11）.アイポイントに瞳孔面に合わせることで接眼レンズから射出された光を有効に眼内に取り込むことができ,明るく広い視野が得られる.接眼レンズとアイポイントとの距離をアイレリーフというが,この距離が正しく取られないと視界が狭くなり,像も暗くなる.ただし倍率は変わらない（図12）.

アイレリーフを正しく取るため,実際の操作としては目当てゴムを操作する.眼鏡を装用せず単眼鏡を用いるときは目当てゴムを伸ばし接眼レンズと眼との距離を正しく確保する.眼鏡を装用している場合は,すでに眼鏡レンズと眼との間に頂

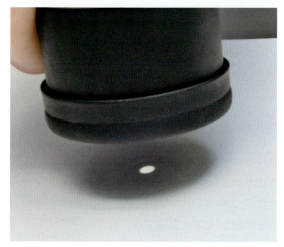

図 11. ケプラー型単眼鏡のアイリング
アイリングは単眼鏡から射出された光が最も凝縮し，明るい正円の像であり，この位置に瞳孔面を合わせることで単眼鏡から射出した光を無駄なく眼内に取り込むことができ，明るく広い像が得られる．ケプラー型単眼鏡ではアイリングは接眼レンズの後方にあり，この位置をアイポイント，または射出ひとみ位置，接眼レンズとアイポイントの間の距離をアイレリーフ，またはひとみ距離という．

点間距離が取られているため，目当てゴムをたたみ，単眼鏡を眼鏡レンズに密着させて用いる(図13)．

ガリレイ型単眼鏡ではアイポイントは光学系の中にあり，その位置に瞳孔面に合わせることはできない．アイポイントに一番近いところは接眼レンズとなり，眼を接眼レンズにできるだけ密着させることが明るい像を得るために必要である．

d）対物レンズの有効径と視野の広さ

ケプラー型単眼鏡で視野の広さを決めているのは視野レンズである．

ガリレイ型単眼鏡の視界を求める式を下記に示した．ϕ は対物レンズの有効径，m は倍率，i は対物レンズと接眼レンズの間隔である．対物レンズの有効径が大きいほど，また光学系の長さが短いほど視野は広くなる．

$$\tan\omega = \frac{\phi}{2m \cdot (a \cdot m + i)}$$

2倍のオペラグラスと1.8倍の弱視眼鏡主鏡（ツァイス製）はともにガリレイ型の単眼鏡であるが，その視野は弱視眼鏡主鏡のほうが広い(図

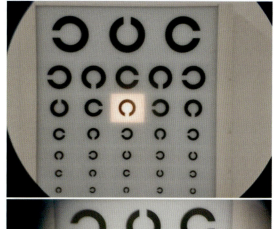
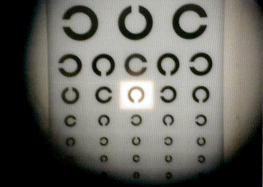
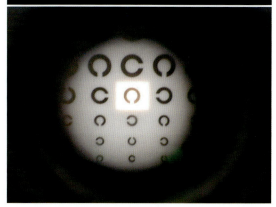

a / b / c　**図 12.** アイレリーフの違いによるケプラー型単眼鏡の像の差
ケプラー単眼鏡(8×32)を用いて5mの距離より標準視力計を見た図である．a はアイレリーフが正しく取られている場合，b は5mm長くした場合，c は10mm長くした場合である．アイレリーフが長くなるに従い視界が狭く，かつ像が暗くなることがわかる．中心に点灯させている視標を比較した場合，大きさは同じであり，一文字の拡大は変わっていないことがわかる．

14)．両者の形状を比較を示した(図15)．

e）ひとみ径と像の明るさ

ケプラー型単眼鏡を対物レンズを先にして明る

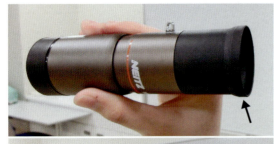
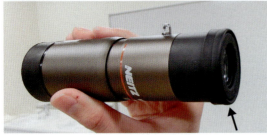

図 13. 目当てゴムの操作　a/b

ケプラー型単眼鏡を用いる場合,アイレリーフを正しく取るために目当てゴムの操作を行う.a は目当てゴムを伸ばした状態で,眼鏡非装用で単眼鏡を用いる場合の操作である.b は目当てゴムを畳んだ状態で,眼鏡を装用して単眼鏡を用いる操作である.

いほうに向けると接眼レンズ部に対物レンズの像を観察することができる(図 16).この像は射出瞳であり,その直径がひとみ径である.ともに 8 倍であるケプラー型単眼鏡で有効径 32 mm のものと 20 mm のもののひとみ径を比較すると前者は 4 mm,後者は 2.5 mm となる(図 17).対物レンズの有効径が大きいほど単眼鏡内に入射する光量が多いことを示している.得られる像の明るさはひとみ径の 2 乗で示される.単位はない.先ほどの例では前者が 16,後者が 6.25 となる.

像が明るいことは夜盲などの症状を持つ場合に有効である.また,単眼鏡の光軸と視軸がずれると眼内に光が入らなくなり像が見えなくなるが,ひとみ径が大きければ光軸と視軸がややずれても像が消えにくい利点がある.

f)未矯正の屈折異常と倍率

単眼鏡の表示倍率は正視で無調節である場合の倍率である.未矯正の屈折異常がある場合や調節が加わる場合では実際に得られる拡大率が異なる.また,ケプラー型単眼鏡とガリレイ型単眼鏡ではその効果が逆転する.

未矯正の近視がある場合を例に述べる.近視は正視より屈折力が強い眼で,正視眼に凸レンズが加わった状態と考えることができる.その状態でケプラー型単眼鏡を用いると,正視眼の前に凸レンズ,さらに単眼鏡の接眼レンズが密着する状態となる.近視分の凸レンズと接眼レンズを新たな接眼レンズとみなすと,正視眼の前に屈折力が増した接眼レンズが置かれることになる.倍率は接

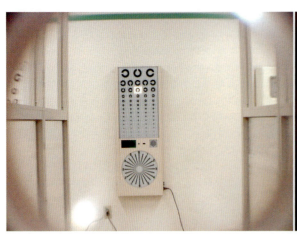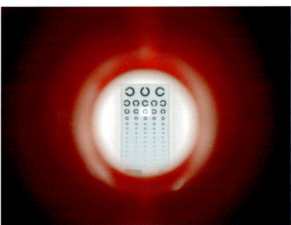

図 14. ガリレイ型単眼鏡の視界の比較　a|b

5 m の距離から視力計を見た場合の視界である.a は倍率 1.8 倍の弱視眼鏡主鏡(ツァイス社製)の視界であるのに対し,b は 2 倍のオペラグラスの単眼使用の視界である.ともにガリレイ型の単眼鏡であるが,弱視眼鏡主鏡の視界が広い.

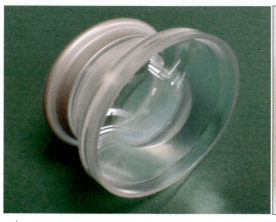
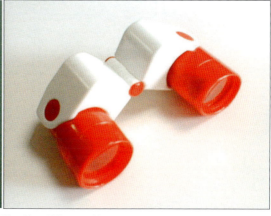

図 15. ガリレイ型単眼鏡の外観の比較
a は倍率 1.8 倍の弱視眼鏡主鏡(ツァイス社製),b は 2 倍のオペラグラスの外観である.
前者は後者に比して対物レンズの径が大きく,光学系の前後径が短い.

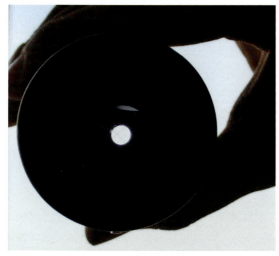

図 16. ケプラー型単眼鏡の射出瞳
接眼レンズを通して観察された対物レンズの像で,射出瞳である.単眼鏡に入射した光はすべてこの円内を通過する.射出瞳の直径がひとみ径である.なお,ケプラー型単眼鏡と眼を組み合わせて考え,瞳孔を開口絞りでかつ射出瞳と捉えることもある.

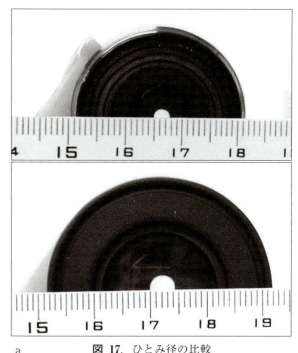

図 17. ひとみ径の比較
倍率が同じで対物レンズの有効径が異なるケプラー型単眼鏡のひとみ径の例である.a は倍率が 8 倍,対物レンズの有効径が 20 mm の単眼鏡でひとみ径は 2.5 mm,b は倍率が 8 倍,対物レンズの有効径が 32 mm の単眼鏡でひとみ径は 4.0 mm である.

眼レンズと対物レンズの屈折力の比であるため,この場合は表示倍率より高い拡大率が得られることになる(図 18).

一方,ガリレイ型単眼鏡では接眼レンズが凹レンズであるため,近視分を置き換えた凸レンズと接眼レンズが相殺され,その結果,接眼レンズの屈折力が低下した状態となる.実際に得られる拡大率は表示倍率より低くなる.未矯正の遠視がある場合には逆の効果となる.

未矯正の屈折異常がある状態で単眼鏡を使う場合は,その効果を加味して指導する必要がある.

g)単眼鏡の特殊な利用法

単眼鏡は主に中距離から遠距離の対象を拡大するために用いるが,高倍率の近用の拡大鏡として

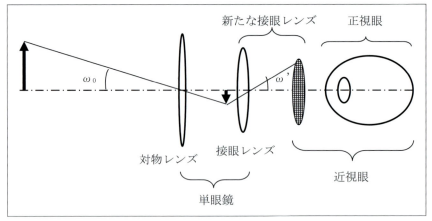

図 18. 未矯正の近視眼でケプラー型単眼鏡を用いたときの模式図

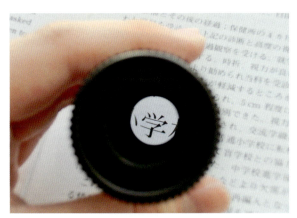

図 19. ケプラー型単眼鏡を近用拡大鏡として用いた特殊な例

も利用できる．近用のアタッチメントを付けるのが一般的であるが，図のように接眼レンズを対象に近づけて保持，単眼鏡から視距離を取って見ることでも拡大像が得られる（図 19）．拡大できる視野は極めて狭く，6 倍の単眼鏡で新聞の本文の文字を拡大した場合，1 文字程度であるが，高倍率であることが利点である．

まとめにかえて

ロービジョン児（者）の拡大鏡利用を指導する場合，筆者はロービジョン児（者）の使いやすい方法を尊重している．光学的特性を説明してそれに使用法を合わせさせるのではなく，選択肢の 1 つとして提示することがあったとしても，最終的には利用者の好みを重視している．好みに合わせて合理的なレンズ選択を進めるのが理想であり，そのための拡大鏡や眼屈折の理解であると考える．

引用文献

1) 小林　章：スタンドルーペの製品別簡易倍率換算表の試作．眼紀，**56**(8)：585-590，2005.

参考文献

1) Jackson AJ, James S. Wolffsohn JS (ed)：Low Vision Manual. Butterworth Heinemann Oxford, 2007.
2) 吉田正太郎：新版 屈折望遠鏡光学入門，誠文堂新光社，2005.

特集／日常診療で役立つ眼光学の知識
融合領域の眼光学

弱視・斜視の屈折矯正

佐藤美保*

Key Words: 眼鏡 (optical glasses), コンタクトレンズ (contact lens), 弱視 (amblyopia), 斜視 (strabismus), 調節麻痺 (cycloplegia)

Abstract：屈折矯正は斜視や弱視の治療の根幹である．適切な屈折検査を行い，早期に屈折矯正が開始できるかどうかが最終的な治療の成功につながる．

弱視においては，早期発見が重要であるが，そのためには視力検査だけでなく屈折検査を行うことが必要である．治療に際しては，調節麻痺薬を使用したうえで屈折検査を行い適切な屈折矯正を行う．

調節性内斜視には屈折性と非屈折性があり，十分な調節麻痺下屈折検査を行ったうえで完全矯正眼鏡を処方する．非屈折性調節性内斜視に対しては，二重焦点レンズあるいは累進屈折力レンズも考慮する．いずれも内斜視が強く残れば手術を考慮する．乳児内斜視では，弱い遠視であっても積極的に眼鏡を処方する．間欠性外斜視に近視を伴う場合には，遠見での明視が可能なように十分な屈折矯正を行う．

弱視の屈折矯正

1．弱視の定義

弱視とは，植村は「視覚の発達期に視性刺激遮断あるいは異常な両眼相互作用によってもたらされる片眼あるいは両眼の視力低下で，眼の検査で器質的病変は見つからず，適切な症例は予防，治療が可能なもの」としている[1]．弱視の原因は両眼の強い屈折異常，不同視，斜視，片眼の形態覚刺激遮断などが挙げられるため，積極的な定義として粟屋は「一眼または両眼に斜視や屈折異常があったり，視覚刺激の妨げとなるような要因があって生じた視機能の低下」としている[2]．福祉や教育現場で用いられる社会的弱視とは異なり，早期発見および早期治療によって良好な視力を獲得できる可能性が高い．弱視は，その原因により斜視弱視，屈折異常弱視，不同視弱視，形態覚遮断弱視に分けられるが，微小斜視弱視のように不同視を伴う斜視弱視や，先天白内障術後のように器質的疾患に形態覚遮断弱視，不同視弱視，屈折異常弱視（両眼性の場合）を合併する弱視もあり，分類が困難なこともある．

斜視弱視や形態覚遮断弱視は，屈折異常弱視や不同視弱視に比較して治療に抵抗することが多い．特に，形態覚遮断弱視は視覚感受性の強い低年齢で発症することが多く，片眼性のため早期発見に至らず，治療開始が遅れることが治療に抵抗する原因である．視覚感受性期を過ぎた8歳以降では短時間の遮閉によって視力が低下することは稀である．

弱視の診断は日常診療では視力値でなされるが，弱視の本質は視覚中枢の問題であるため，固視の異常，眼振，読み分け困難，コントラスト視力低下などさまざまな視機能異常を含んでいる．

---

* Miho SATO, 〒431-3192 浜松市東区半田山1-20-1 浜松医科大学医学部，病院教授

そのため，視力が改善しても何らかの「見えづらさ」を訴えることがある．

a）屈折異常弱視

両眼性の弱視で，主として両眼の強度の遠視が原因である．近視性弱視は近見時に明視が可能なことから弱視にはなりにくいとされている．当初，両眼性弱視として治療を開始しても，途中で屈折異常や視力に左右差が出現して不同視弱視となることがある．

b）不同視弱視

片眼性の弱視で，遠視あるいは乱視の強いほうの眼が弱視となる．片眼性の視力低下であるため，日常生活で気づかれることが困難であり，健診による早期発見が望まれる．

c）斜視弱視

斜視のうち，交代固視ができない場合に発症する．最も多いのは乳児内斜視である．斜視弱視は両眼に入る視覚刺激が異なるため，視野闘争が起きることが原因とされており不同視弱視のように片眼の不鮮明な画像入力から起きる弱視に比べて，治療に抵抗することが多い．また斜視角が小さく，外見上判断が困難な微小斜視弱視は不同視を伴うことが多く，不同視弱視として治療されていることがある．しかし，中心窩抑制のために両眼視機能が不良で，発見が遅れることも相まって，治療への反応が不良なことが多い．

d）形態覚遮断弱視

代表的な例とてして，弱視治療のために健眼を過剰に遮閉したために視力が逆転する弱視眼の逆転がある．1日6時間以上の遮閉を長期間行った場合や低年齢児で危険が増す．また，アトロピンペナリゼーションは，効果が持続している間は常に健眼が見づらいため健眼の弱視化が起こりやすく，そのリスクは健眼遮閉より高い．そのため視力検査ができないような低年齢児では推奨されていない．片眼性の眼瞼下垂は多くの場合，顎上げをして視軸が保たれており，視覚刺激遮断弱視になることは少ない．むしろ屈折異常を合併することが多く，屈折異常弱視や不同視弱視に注意すべきである．先天白内障や角膜混濁などの器質的疾患で，長期間視軸が妨げられていると器質的疾患による視力不良に視覚刺激遮断弱視が重なる．原疾患の治療が終了しても，その発症時期，罹病期間と重症度によって最終的な視力予後が異なる．多くの場合，発見されたときにはすでに弱視が完成されており，手術適応に際して考慮すべき問題点である．

e）器質的疾患を伴う弱視

視覚感受性期間内に発症するあらゆる眼疾患が弱視となりうる．特に白内障で眼内レンズ挿入を行わない場合には強度の遠視となるため術後早期に屈折矯正を開始して弱視治療を行う．緑内障では，近視化が一般的であるが，角膜障害や術後乱視を合併していることが多いため，入念な屈折検査と必要に応じて眼鏡処方や弱視治療を行う．X連鎖性若年性網膜分離症は，中等度の遠視を合併するために屈折異常性弱視として治療を受けていることがある．基礎疾患があっても屈折異常に対する眼鏡装用は視力を改善させるために積極的に行うべきである．一方で，原疾患の治療法がない視神経低形成，黄斑低形成などの先天異常のために，重篤な視力障害が予測される場合には，弱視治療に限界がある．

2．弱視の診断

臨床的な弱視の診断は視機能評価によって行うが，ランドルト環による視力検査が可能となるのは3歳ごろである．弱視の治療開始が遅れることは最終視力不良につながるため，早期発見のためにはランドルト環による視力検査以外の視力評価方法や，弱視になりやすい要素を早期に発見することが求められる．低年齢児の視力評価は，固視・追視の観察や嫌悪反射の確認，Teller Acuity Cards に代表される Preferential looking 法，絵視力，森実ドットなどが臨床的に用いられる．Teller Acuity Cards は視力が実際より良好に評価されることがあるため，注意が必要である．

健診の際に，小児は無意識に見えるほうの眼で覗いてしまうことがあるため，健診での視力検査

結果は過信できない．そのような場合でも，片眼性の弱視を発見するためには他覚的な検査である屈折検査が最も有効である．視力以外の弱視の判断方法には，斜視や両眼視機能検査がある．斜視のなかでも内斜視は弱視の原因として重要であるが，一方で弱視になっているために斜視を発症していること（感覚性斜視）もある．そこで両眼視機能検査は，斜視がある場合や，一眼あるいは両眼の視力が著しく不良な場合に不良となるため，補助検査として有効である．

一方，視力不良があっても，弱視の原因となるような状態がない場合には，その他の疾患を疑って精密な検査を行う．近年，特にOCTなど小児にも用いることのできる検査機器が発達したため，視力不良の小児に対して，早期に器質的疾患を発見するために積極的にこのような検査を行う試みがなされている．

3．弱視治療

a）予防

弱視治療の第一は発症の予防である．先天白内障，角膜混濁などによる視軸の遮断は早急に解除する．また片眼の眼帯などを乳幼児期に行うことは，形態覚遮断弱視の原因となり，極めて危険である．眼瞼下垂は完全に視軸を遮断することは少ないが，眼瞼腫瘍などによる完全閉鎖は弱視の大きなリスクファクターであるため早急に治療が必要である．弱視治療そのものが，健眼の弱視化を引き起こすこともあるので，注意する．表1に示すような著しい屈折異常や不同視は弱視のリスクファクターとなり，視力検査ができなくても眼鏡装用開始が推奨される[3]．

b）眼鏡処方

屈折異常性弱視，不同視弱視は，眼鏡装用だけでもある程度視力が改善することが近年の研究により明らかになった[4]．したがって，治療にあたっては，まず眼鏡を処方し装用させる．ただし，視力差が大きく，治療開始時の年齢が高い場合には眼鏡装用開始とともに長時間の健眼遮閉を開始するとよい．コンタクトレンズ矯正は，小児では装用が困難であること，角膜障害の危険があること，小児の不同視は主に眼軸長が短いことに起因する軸性不同視のため不等像視を起こす可能性は低いこと，などの理由から適応になることは少ない．片眼無水晶体眼による強度の遠視，両眼の無水晶体眼，角膜不正乱視などはコンタクトレンズの良い適応である．

眼鏡処方に先立って，調節麻痺薬を用いた屈折検査を行う．調節麻痺薬にはアトロピン硫酸塩（市販のものは1％アトロピン点眼液または1％アトロピン眼軟膏，以下，アトロピン），あるいはシクロペントラート塩酸塩（以下，サイプレジン）を用いる．アトロピンは，サイプレジンに比べて効果発現までに時間がかかるが，調節麻痺効果は強い．日本弱視斜視学会が行った調節麻痺薬の全国調査では，アトロピンの副作用を多くの施設が経験しており，顔面紅潮，発熱，心悸亢進などが挙げられた．副作用がみられた場合には67％の施設で使用を中断していた．サイプレジンは点眼後1時間程度で奏効するため，外来受診時に点眼を開始して使用することができる．副作用を55.2％の施設で経験しており，眠気，幻覚，熱感の順で多くみられた．いずれの薬剤も，点眼後の涙点圧迫を行い，全身への影響を少なくして用いることが望ましい[5]．

視力検査ができる年齢になれば，眼鏡処方は，最良の視力が得られる眼鏡度数を処方するとよい．視力検査ができない低年齢児あるいは発達遅延児では，他覚的屈折値に基づき完全矯正の眼鏡を処方する．屈折検査は1年に1回は繰り返し行い，度数の変化に合わせて眼鏡を調整する必要が

表 1．アメリカ眼科学会が推奨する眼鏡処方基準

	0〜1歳	1〜2歳	2〜3歳
近視	≧−5.00	≧−4.00	≧−3.00
遠視 （斜視のない）	≧＋6.00	≧＋5.00	≧＋4.50
遠視 （斜視のある）	≧＋3.00	≧＋2.00	≧＋1.50
乱視	≧3.00	≧2.50	≧2.00
近視性不同視	≧−2.50	≧−2.50	≧−2.00
遠視性不同視	≧＋2.50	≧＋2.00	≧＋1.50
乱視性不同視	≧2.50	≧2.00	≧2.00

ある.5歳以上で視力検査ができる年齢になると,完全矯正眼鏡を嫌がって装用しないことを経験する.5歳未満で低矯正の眼鏡を装用すると内斜視を引き起こす危険があるが5歳以上ではその危険は少ないため,装用可能な度数を優先してよいとされている.眼鏡ができあがってきたら,必ず処方箋通りに作成できているか,過矯正,低矯正でないかをチェックする.その際に,レチノスコープを用いた検影法は簡便で有用な方法である.

遠視性弱視の治療を開始して,眼鏡装用を始めると,眼鏡を外した時にそれまでみられなかった内斜視が出現することがあり,保護者を驚かせる.あらかじめ内斜視が出現する可能性があること,あるいはもともと内斜視があった場合には,内斜視眼が交代することがあると説明しておくとよい.

追加治療として,健眼遮閉を行う場合には皮膚に添付する遮閉具と眼鏡のカバーとなる遮閉具がある.両者ともに視力改善効果があるため,皮膚の弱い児にも使用可能で,アドヒアランスの得られやすい眼鏡のカバーが好まれる.

c)コンタクトレンズによる弱視治療

コンタクトレンズによる弱視治療は,片眼の白内障術後の不同視,両眼の無水晶体眼,角膜不正乱視の場合などが挙げられる.成功させるには,家族の協力と忍耐が必要である.

コンタクトレンズの処方に際しては,レンズのフィッティング,度数合わせが必要である.特に乳幼児でのコンタクトレンズのフィッティングでは度数が強いこともあり,できるだけ予測値に近いトライアルレンズを装用させたうえで,検影法で追加(減弱)度数を決定する.また,弱視治療を考慮すると乳幼児では近方視での明視を促すために,遠視加入を+3.00D程度強くしておく.

斜視の屈折矯正

1.斜視に必要な屈折矯正

斜視治療の目的は,良好な視力の獲得(弱視の予防と治療),そして良好な両眼視の獲得である.すなわち弱視の治療と斜視の治療は同時に進められる必要がある.

斜視には,屈折性調節性内斜視,非屈折性調節性内斜視,間欠性外斜視および複視を自覚するような後天性斜視がある.いずれも屈折矯正が斜視治療の成否に直結する.また斜視治療にとってはプリズム眼鏡も重要であるが,ここでは屈折矯正に絞って解説する.

調節性内斜視とは,軽度~中等度の遠視があり,そのために引き起こされる調節性輻湊が異常なために起きる内斜視である.調節性輻湊と調節量の比(AC/A比)が正常な屈折性調節性内斜視と,高AC/A比を伴う非屈折性調節性内斜視に分けられる.乳児内斜視のように遠視があっても屈折矯正で眼位がほとんど変わらないのを非調節性内斜視という.また遠視を矯正することによって,眼位がある程度改善するのを部分調節性内斜視という.

2.屈折性調節性内斜視(図1)

屈折調節性内斜視とは,遠視があり,そのために近くを明視しようとすると過剰な調節性輻湊が引き起こされて内斜視となるものを指す.通常,1歳半以降で発症するが,6か月未満の早期発症の者もあり,その場合には乳児内斜視との鑑別が重要である.調節性輻湊が強い場合,外転制限のように見えることもあり,外転神経麻痺との鑑別も必要である.発症の初期には,間欠性であったのが徐々に恒常性になっていくことが多く,なかには歩行が不安定になったり機嫌が悪くなったりして小児神経科を受診している者もいる.診断のためには,通常の眼位眼球運動検査とともに,前眼部検査,眼底検査を行って器質的疾患を除外する.次に調節麻痺下屈折検査を行い,遠視の有無を調べる.遠視の程度は2.00D程度の軽いものから強度のものまで存在するが,+8.00を超えるほどの遠視では遠視性弱視になってしまい,調節性内斜視にはなりにくいという特徴がある.診断がつき次第,眼鏡装用を開始するが,遠視の程度が軽い場合には,診断的治療として眼鏡装用を行

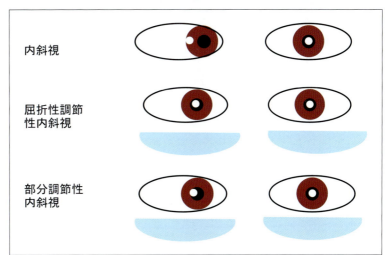

図 1.
屈折性調節性内斜視

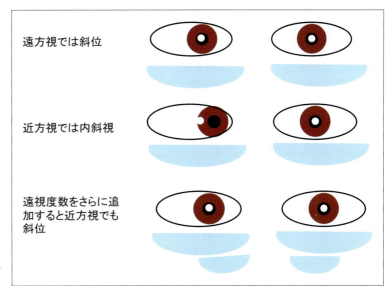

図 2.
非屈折性調節性内斜視

うこともある.

　眼鏡処方にあたっては十分な調節麻痺を行い，完全矯正を目指す．眼鏡装用を行っても斜視が残存する場合には，屈折検査を繰り返し行い遠視度数の低矯正にならないように注意する．十分な屈折矯正によっても斜視が残存する場合（部分調節性内斜視）には，プリズム矯正を行うか斜視手術を行う.

　発症時期が1歳半以降の調節性内斜視では，乳児内斜視に比べて，最終的に両眼視機能を獲得する可能性が高いといわれているが，早期発症の調節性内斜視や，治療時期の遅れた調節性内斜視は両眼視機能が不良なことが多い．良好な両眼視機能獲得のためには，発症したらできるだけ早期に眼鏡装用を開始させること，残余斜視に対してはプリズムや手術によって両眼視を促すようにすることが重要である.

3．非屈折性調節性内斜視（図2）

　完全矯正眼鏡を装用した場合に，遠方視ではほぼ正位になるが，近方視では内斜視が残るものをいう．近方視の際に+レンズを加入すると眼位が改善する．眼鏡は遠見時と近見時で度数を変えて二重焦点レンズあるいは累進屈折力レンズを処方する．これらの眼鏡によっても内斜視が改善しないか，残存する場合には手術適応となる.

4．乳児内斜視（非調節性内斜視）

　乳児内斜視の定義は，生後6か月以内に発症する内斜視で，遠視があっても軽度で，遠視の眼鏡

装用によっても内斜視が改善しないものをいう．一方，生後6か月以内の児においては，正常児でも遠視を伴うことが多いため，調節麻痺下屈折検査で+3.00 D以上の遠視性屈折異常を伴えば眼鏡を試みる．また，初回の検査では遠視は軽度であっても，成長に伴い遠視度数が増したり不同視が出現したりすることもあるため，斜視手術の後も定期的に調節麻痺下屈折検査を行い，内斜視が残存する場合には軽度の遠視であっても矯正するのが望ましい．

5．間欠性外斜視

間欠性外斜視は日本人に最も多いタイプの斜視である．低年齢児では自然経過で外斜視のコントロールが良くなることがあり，斜位を保つことができるようであれば視力の発達を追いながら経過をみてよい．学童期になると，斜視の有無にかかわらず近視化してくる者が多い．間欠性外斜視の眼位のコントロールにとって，近視の矯正は重要である．近視を無矯正で放置することによって，近見時の調節がうまく働かず輻湊不全になったり，遠見時には明視できずに顕性斜視になったりしやすくなる．また，間欠性外斜視では不同視が進行しやすいことが知られており，適切な眼鏡装用によって両眼視できやすい状態を保つようにすることが必要である．

間欠性外斜視の治療の1つに，近視の過矯正眼鏡がある．これは近視を過矯正にすることで，常に調節負荷を与えることで調節性輻湊を促そうというものである．斜位のコントロールに有効で，著明な近視進行もみられないとして知られているが，高学年になると眼精疲労の原因ともなりうるので注意して行う．

文　献

1) 植村恭夫：弱視の診断と治療．金原出版，1993．
2) 粟屋　忍：両眼視の生理．眼科MOOK，10：41-48，1979．
3) Holmes JM, Clarke MP：Amblyopia. Lancet, **367**（9519）：1343-1351, 2006.
4) Cotter SA, Pediatric Eye Disease Investigator G, Edwards AR, et al：Treatment of anisometropic amblyopia in children with refractive correction. Ophthalmology, **113**(6)：895-903, 2006.
   Summary　中等度の弱視の1/3以上では眼鏡のみで治癒したことを示した文献．
5) 若山曉美，仁科幸子，三木淳司ほか：調節麻痺薬の使用に関する施設基準および副作用に関する調査：多施設共同研究．日眼会誌，**121**(7)：529-534，2017．

特集／日常診療で役立つ眼光学の知識

融合領域の眼光学

近視進行予防における屈折矯正

長谷部　聡*

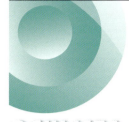

Key Words：近視予防 (myopia control)，屈折矯正 (refractive correction)，眼軸長 (axial length)，小児 (children)，ランダム化比較対照試験 (randomized controlled study)

Abstract：学童期の近視進行予防について，近視発症の危険因子については複数のコホート研究により，各種の近視進行予防法についてはランダム化比較対照試験により繰り返し検証され，その結果はシステマティックレビューによって統合され，高レベルの科学的エビデンスが集約されている．しかし，いまだ近視進行予防治療として推奨できる，高い安全性と強力な抑制効果を備え持つ方法論は確立されていない．これまで報告された臨床データには，問題点や相互に矛盾するデータも多数残され，一方で新しい方法論も提唱されている．こうした状況下において小児の屈折矯正にあたる者は，今後の研究の推移を注意深く見守る必要がある．

はじめに

診療現場では，「メガネをかけると近視が進行するのではないか」という質問を時々患者や家族から受けることがある．一方，眼鏡をかけずに我慢しても，小児期の近視は進行することが多く，「メガネをかけようと，かけなかろうと，近視は進むときには進む」というのが，多くの眼科医の説明の仕方であった．

しかし，最近の近視の動物モデルやランダム化比較対照試験のデータは，眼鏡処方のやり方や眼鏡の使用法がその後の屈折状態に一定範囲で影響を及ぼしていることを如実に示している．一方，累進屈折力眼鏡レンズ，多焦点コンタクトレンズ，オルソケラトロジーレンズ，アトロピン点眼液なども，臨床比較試験を通じて学童期の近視進行を抑制することが明らかになっている．しかし，予防的治療法として推奨できる，高い安全性と強力な抑制効果を兼ね備えた方法論はいまだ登場していないのが現状である．

本稿では，光学的な方法論を中心に，一部薬物治療にも触れながら最新の研究の動行を要約し，こうした患者の問いに対してどう答えるべきか考えてみたい．

眼軸長の視覚制御の発見

近視予防が夢物語から現実のものに変わった第一の理由は，近視化の動物モデルによって眼軸長の視覚制御 (visual regulation of axial length) の仕組みが明らかになったことである．視覚情報処理に関する研究でノーベル生理医学賞を受賞した Torsten Wiesel (https://www.nobelprize.org/mediaplayer/index.php?id=1609) は実験動物の1眼を遮蔽したとき，遮蔽眼に近視化と眼軸長の過伸展がみられることを，偶然発見した (形態覚遮断近視)．

さらに Earl Smith (https://www.youtube.com/watch?v=zIM--s2jcq4) らは，遮蔽の代わりに度数の異なる眼鏡レンズを，生後間もないサルに装用させ，屈折の経時変化を調べ，凹レンズを装用

---

* Satoshi HASEBE, 〒701-0192　倉敷市松島 577　川崎医科大学眼科学 2 教室，教授

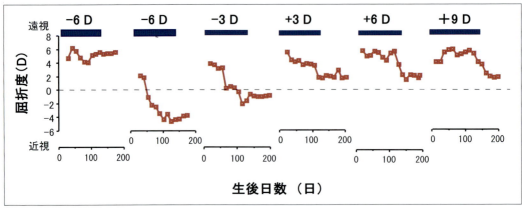

図 1. Earl Smith のレンズ誘発近視の発見(文献1より改変)
生後間もない6匹のサルに度数の異なる眼鏡レンズを装用させ,その後の屈折変化を調べた.
凹レンズ装用群(左より2,3列目)で急速な近視化を認めた.眼軸長では近視進行と並行して過伸展が観察された.

させると与えられた焦点ずれを代償するように,近視化と眼軸長の過伸展が生ずることを明らかにした(レンズ誘発近視:図1)[1].一般に新生児期では屈折度には個体差が大きいが,成長とともに屈折異常は正視に向かって収束することが知られており,この現象を正視化(emmetropization)と呼ぶ.眼軸長の視覚制御の仕組みは,こうした正視を獲得するために若い眼球が持つ生理学的な機能であろう考えられている.つまり学童期にみられる近視化は,近業を主とする現代情報化社会に適応するように眼軸長の視覚制御機能が作用したためか,または機能自体に何らかの障害がもたらされた結果であろうと想像できる.眼軸長の視覚制御の概念は,異なる種の実験モデルにより繰り返し検証を受け,現在では,近視予防法を研究するうえで,基礎研究,動物実験,臨床試験が共有するグローバルな基礎的理論して認識されるに至っている.Smith の実験結果は,眼鏡処方矯正のやり方は,少なくとも一定範囲で,将来の屈折異常を左右することを示しており,我々臨床医はこの事実に留意しつつ患者に対峙すべきであろう.

近視予防の生活指導

生活環境における近視発症の危険因子は,大規模なコホート研究により明らかになりつつある.コホート研究とは,ある地区の住民(数千~数万人)に対し,ベースラインで多数の臨床データを収集し,数年~数十年の経過観察の後,疾患の発症や進行にかかわる危険因子を探る前向き研究であり,研究から得られた結論には高いレベルのエビデンスがある.危険因子がコントロール可能なものであれば,それをコントロールすることで疾患の発症を防ぐことができる.

学童近視に関する代表的なコホート研究としては,1) Orinda Study (米国,1989~2001年),2) Singapore Cohort Study of the Risk Factors for Myopia (シンガポール,1999~2002年),3) Sydney Myopia Study (オーストラリア,2003~2005年)が挙げられる.これらの研究結果を総合すると,学童期の近視進行は①遺伝因子の影響が強く,②都市部で早く,③I.Q. や学歴が高いほど早く,④近業の程度が強いほど早く,⑤晴天下の戸外活動(outdoor activity)により抑制されることが示されている.特に①遺伝因子に関しては,両親ともに近視である子供は両親いずれも近視でない子供に比べて8倍高く,片親のみが近視の子供は両親いずれも近視でない子供に比べてリスクは2倍高いことが報告されている.

台北において 19,374 人の小学2年生を対象として実施された最新の疫学調査[2]においても,同様の結果が報告されている(表1).近視発症のオッズ比は遺伝因子で最も高く(2.82),環境因子ではやや低い(≦1.21).近業の制限や屋外活動の推奨などの生活指導によって危険因子をコントロールすることは推奨されるが,近視発症や近視進行抑制にどれほど効果があるかは,なお不明で

表 1. 台北に居住する小学 2 年生における近視発症の危険因子
（文献 2 より）

因子	調整済みオッズ比	P 値
性別 (男／女)	1.24	<0.001
住居 (都市／郊外)	1.10	0.02
知的レベル (高／低)	1.24	<0.001
両親の近視		
1 人／0 人	1.66	<0.001
2 人／0 人	2.82	<0.001
テレビ関連		
距離 3 m 以上／以下	1.04	n.s.
毎日 2 時間以上／以下	0.99	n.s.
近業の習慣		
スタンド使用あり／なし	1.11	n.s.
6 歳未満／以上で開始	1.09	n.s.
近業時間 2 時間以上／未満	1.21	<0.001
視距離 30 cm 以下／以上	1.17	<0.001
近業時の休息あり／なし	0.84	<0.001
パソコン，タブレット使用あり／なし	0.82	<0.001
屋外活動		
平日 1 時間以上／未満	0.94	n.s.
週末 2 時間以上／未満	0.91	0.03
課外活動		
参加／不参加	1.20	<0.001

ある．

進行予防治療のエビデンス

近視予防治療の評価については，ランダム化比較対照試験により複数の方法論について報告があり，EBM の情報インフラとして著名なコクラン共同計画のもの(2011 年)を代表としてメタ解析を用いたシステマティックレビューが定期的に報告されている[3)4)]．

最新のシステマティックレビューは 2016 年の報告[5)]で，ここでは次のように結論されている．現時点で利用できるランダム化比較対照試験をもとに近視進行予防効果について検討したところ，①ハードコンタクトレンズ，ソフトコンタクトレンズ，チモロール点眼，低矯正眼鏡は無効．②アトロピン点眼，ピレンゼピン眼軟膏，オルソケラトロジー，周辺部近用の加入度数を加えたコンタクトレンズ，累進屈折力眼鏡レンズはいずれも有効で，屈折度においても眼軸長においても統計学的に有意に進行を抑制できる．しかし，③臨床的な治療としては，アトロピン点眼液は副作用の問題，オルソケラトロジーは費用と治療手順が複雑すぎること，累進屈折力眼鏡レンズは抑制効果が小さ過ぎることなど欠点があり，診療での使用は限定される．したがって現時点では，④極低濃度アトロピン点眼，周辺部近用の加入度数を加えたコンタクトレンズが残された有望な方法論である．しかし，治療効果は経時的に減衰する可能性も否定できず，今後さらに長期間かつ高品質のランダム化比較対照試験を行う必要がある．

Brien Holden 眼研究所のホームページ(https://calculator.brienholdenvision.org/)には，これまで臨床試験で得られたデータをもとに，人種，年齢，現時点の屈折度の各パラメータを入力することにより，各種の近視予防治療を適応した場合と，現在の標準的治療である単焦点眼鏡を処方した場合に，将来どの程度の屈折度の差が生ずるかをシミュレーションできるソフトウェアが提供されている(図 2)．信頼性には疑問が残るが，興味深い．

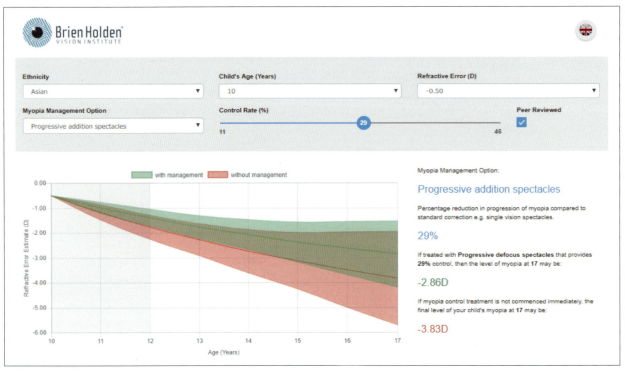

図 2. 予防的治療によって期待される効果のシミュレーション（Brien Holden 眼研究所ホームページより）

臨床研究の今後の展望

筆者は先に挙げたシステマティックレビューの結論をおおむね評価するが，以下の3点については注意を喚起しておきたい．

まず1つは，極低濃度アトロピン点眼治療に関するものである．Donald Tan を中心とするシンガポール国立眼研究所のグループ（ATOM 研究）は 2014 年，0.01％のアトロピン点眼液1日1回点眼が，日常生活で問題となる副作用なしに，近視進行を平均 60％抑制することを報告した[6]．しかしここで対照群として使用されたデータは，すでに報告された別の研究のものであり，ランダム化比較対照試験にならない．眼軸長の伸展抑制については，対照群との間に差はみられないことも不思議である．

香港で実施された最新のランダム化比較対照試験（ARVO2018）[7]では，0.01％アトロピン点眼治療の抑制率は平均 29％で ATOM 研究の成績の半分に達しなかった．我が国で実施されているATOM-J の結果が 2018 年秋に判明する見込みであり，追試によってエビデンスが収集されるにつれて，この治療法の評価が一層明確になるものと思われる．

もう1つは，低矯正眼鏡に関する研究である．Chen らのランダム化比較対照試験では，近視の低矯正眼鏡は完全矯正眼鏡に比べて近視進行を抑制するどころか，わずかながら逆に加速させることが明らかになった．これまでに報告された比較対照試験の結果をメタ解析すると，眼鏡を低矯正にすることが近視進行に関して有利に働くことはないと解釈できる（図3）．しかし，眼軸長の視覚制御の観点（網膜後方へのデフォーカスが眼軸長を過伸展させるトリガー）から考えれば，低矯正眼鏡は近業時の後方へのデフォーカス（調節ラグ）や網膜周辺部の後方へのデフォーカスを共に軽減するはずであり，Chen らが報告した結果は理論的な整合性が得られない．

ところが昨年報告された臨床比較対照試験[8]では，メタ解析とは異なる結果が報告されている．眼鏡を使用していない近視学童と完全矯正眼鏡を装用している近視学童を2年間経過観察したところ，前者は後者に比較して屈折度で 35％，眼軸長で 8％，進行が小さかったという．この試験はラ

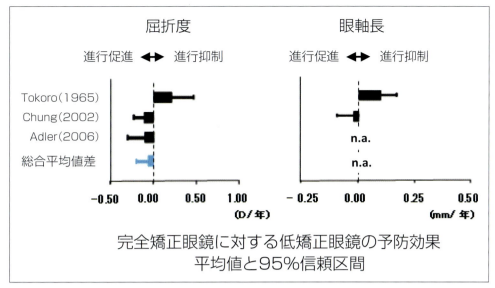

図 3．低矯正眼鏡の近視抑制効果に関するメタ解析

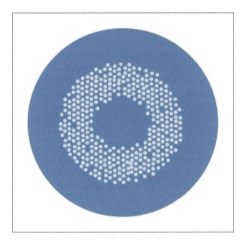

図 4．MSMD 眼鏡レンズ（U.S. Patent 2017/0131567A1）の模式図
レンズ表面の中心部を除く周辺に +3.5 D の超小型凸レンズを多数配置．径 60 mm

ンダム化されていないためエビデンスレベルとしては高くないが，眼軸長の視覚制御理論に一致する．臨床医としても興味深い研究報告であった．

最後は，眼鏡レンズによる予防的治療である．近視予防眼鏡レンズは過去のシステマティックレビューにおいては効果が弱いとされてきた[2]〜[5]．しかし，あらゆる方法論の中でおそらく最もリスクが小さく，患者への経済的・時間的負担も少ない．こうした観点から眼鏡レンズによる近視進行予防法はなおアドバンテージを保っている．Carly Lam らは HOYA と共同で新しいデザインの近視進行予防レンズ，Multi-segment myopic defocus（MSMD）レンズを開発し（図 4），ランダム化比較対照試験により屈折度において平均約 60％ の抑制効果が得られたと報告している．

まとめ

医学研究において EBM の理念が普及し，学童期の近視予防に関しても質の高い科学的エビデンスが収集されるようになった．しかし近視予防の研究分野は，光学，神経学，動物モデル，疫学，臨床試験と広範囲にまたがり，得られたエビデンスは断片的である．新たなアイデアが生まれ，一躍脚光を浴びても，追試によって否定されるケースも稀でない．小児の屈折矯正に従事する医療者は，筆者自身を含め，各方面における研究の展開について，今後も注意深く見守る必要がある．

文　献

1) Hung LF, Crawford ML, Smith EL：Spectacle lenses alter eye growth and the refractive status of young monkeys. Nat Med, 1：761-765, 1995.
   Summary　レンズ誘発近視を最初に報告した論文．
2) Hsu CC, Huang N, Lin PY, et al：Prevalence and risk factors for myopia in second-grade primary schoolchildren in Taipei：A population-based study. J Chin Med Assoc, 79：625-632, 2016.
3) Li SM, Ji YZ, Wu SS, et al：Multifocal versus

single vision lenses intervention to slow progression of myopia in school-age children : a meta-analysis. Surv Ophthalmol, **56** : 451-460, 2011.
4) Walline JJ, Lindsley K, Vedula SS, et al : Interventions to slow progression of myopia in children. Cochrane Database Syst Rev, CD004916, 2011.
　　Summary　コクラン共同計画による近視予防治療に関するシステマティックレビュー.
5) Huang J, Wen D, Wang Q, et al : Efficacy Comparison of 16 Interventions for Myopia Control in Children : A Network Meta-analysis. Ophthalmology, **123** : 697-708, 2016.
6) Chia A, Chua WH, Wen L, et al : Atropine for the treatment of childhood myopia : changes after stopping atropine 0.01%, 0.1% and 0.5%. Am J Ophthalmol, **157** : 451-457, 2014.
　　Summary　低濃度アトロピン点眼治療のきっかけとなった論文.
7) Yam J, Jiang J, Tang SM : Low dose Atropine for Myopia Progression (LAMP) Study : A Double-blinded Randomized Placebo-Controlled Trial on atropine 0.05%, 0.025%, and 0.01% : Abstract Number, 692-C0287, ARVO, 2018.
8) Sun YY, Li SM, Li SY, et al : Effect of uncorrection versus full correction on myopia progression in 12-year-old children. Graefes Arch Clin Exp Ophthalmol, **255** : 189-195, 2017.

第 30 回日本眼瞼義眼床手術学会

日　時：2019 年 2 月 16 日（土）

会　長：今川幸宏（大阪回生病院眼科）

会　場：メルパルク大阪
　　　　〒532-0003　大阪市淀川区宮原 4 丁目 2-1
　　　　TEL：06-6350-2111　FAX：06-6350-2117

テーマ：「機能美と形態美の融合」

ホームページ：http://convention.jtbcom.co.jp/gigan30/index.html

事務局：大阪回生病院眼科
　　　　〒532-0003　大阪市淀川区宮原 1 丁目 6-10

運営事務局：株式会社 JTB コミュニケーションデザイン　ミーティング＆コンベンション事業部
　　　　　　〒530-0001　大阪市北区梅田 3-3-10　梅田ダイビル 4F
　　　　　　TEL：06-6348-1391　FAX：06-6456-4105
　　　　　　E-mail：gigan30@jtbcom.co.jp

FAXによる注文・住所変更届け

改定：2015年1月

毎度ご購読いただきましてありがとうございます．
　読者の皆様方に小社の本をより確実にお届けさせていただくために，FAXでのご注文・住所変更届けを受けつけております．この機会に是非ご利用ください．

◎ご利用方法
　FAX専用注文書・住所変更届けは，そのまま切り離してFAX用紙としてご利用ください．また，注文の場合手続き終了後，ご購入商品と郵便振替用紙を同封してお送りいたします．**代金が5,000円をこえる場合，代金引換便とさせて頂きます．**その他，申し込み・変更届けの方法は電話，郵便はがきも同様です．

◎代金引換について
　本の代金が5,000円をこえる場合，代金引換とさせて頂きます．配達員が商品をお届けした際に，現金またはクレジットカード・デビットカードにて代金を配達員にお支払い下さい(本の代金＋消費税＋送料)．(※年間定期購読と同時に5,000円をこえるご注文を頂いた場合は代金引換とはなりません．郵便振替用紙を同封して発送いたします．代金後払いという形になります．送料は定期購読を含むご注文の場合は頂きません)

◎年間定期購読のお申し込みについて
　年間定期購読は，1年分を前金で頂いておりますため，代金引換とはなりません．郵便振替用紙を本と同封または別送いたします．送料無料，また何月号からでもお申込み頂けます．
　毎年末，次年度定期購読のご案内をお送りいたしますので，定期購読更新のお手間が非常に少なく済みます．

◎住所変更届けについて
　年間購読をお申し込みされております方は，その期間中お届け先が変更します際，必ずご連絡下さいますようよろしくお願い致します．

◎取消，変更について
　取消，変更につきましては，お早めにFAX，お電話でお知らせ下さい．
　返品は，原則として受けつけておりませんが，返品の場合の郵送料はお客様負担とさせていただきます．その際は必ず小社へご連絡ください．

◎ご送本について
　ご送本につきましては，ご注文がありましてから約1週間前後とみていただきたいと思います．お急ぎの方は，ご注文の際にその旨をご記入ください．至急送らせていただきます．2～3日でお手元に届くように手配いたします．

◎個人情報の利用目的
　お客様から収集させていただいた個人情報，ご注文情報は本サービスを提供する目的(本の発送，ご注文内容の確認，問い合わせに対しての回答等)以外には利用することはございません．

　その他，ご不明な点は小社までご連絡ください．

株式会社　全日本病院出版会　〒113-0033 東京都文京区本郷3-16-4-7F
電話03(5689)5989　FAX03(5689)8030　郵便振替口座 00160-9-58753

FAX 専用注文書 眼科1805

年　　月　　日

○印	雑誌・書籍名	定価(税込)	冊数
	MB OCULISTA　年間定期購読お申し込み（送料弊社負担） 2018年1月～12月（No.58～69：計12冊）	41,040円	
	2017年　月～12月（～No.57）		
	MB OCULISTA No.48　眼科における薬物療法パーフェクトガイド＜増大号＞	5,400円	
	MB OCULISTA No.55　緑内障診療に役立つ検査ノウハウ	3,240円	
	MB OCULISTA No.54　実践　黄斑浮腫の診療	3,240円	
	MB OCULISTA No.53　複視を診たらどうするか	3,240円	
	MB OCULISTA No.52　初診外来担当医に知っておいてほしい眼窩疾患	3,240円	
	MB OCULISTA No.51　酸化ストレスと眼	3,240円	
	MB OCULISTA No.50　眼科で見つける！全身疾患	3,240円	
	MB OCULISTA バックナンバー（号数と冊数をご記入ください） No.		
	伊藤病院ではこう診る！甲状腺疾患超音波アトラス　新刊	5,184円	
	ここからスタート！眼形成手術の基本手技　新刊	8,100円	
	Non-Surgical 美容医療超実践講座	15,120円	
	ここからスタート！睡眠医療を知る	4,860円	
	超アトラス眼瞼手術―眼科・形成外科の考えるポイント―　増刷	10,584円	
	イチから知りたいアレルギー診療	5,400円	
	実地医家のための甲状腺疾患診療の手引き　増刷	7,020円	
	アトラスきずのきれいな治し方　改訂第二版　増刷	5,400円	
	PEPARS No.123　実践！よくわかる縫合の基本講座＜増大号＞	5,616円	
	PEPARS No.87　眼瞼の美容外科　手術手技アトラス＜増大号＞	5,400円	
	PEPARS No.51　眼瞼の退行性疾患に対する眼形成外科手術＜増大号＞	5,400円	

お名前　フリガナ　　　　　　　　　　　　　㊞　　診療科

ご送付先　〒　－
　　□自宅　□お勤め先

電話番号　　　　　　　　　　　　　　　□自宅　□お勤め先

バックナンバー・書籍合計5,000円以上のご注文は代金引換発送になります

―お問い合わせ先―
㈱全日本病院出版会営業部
電話 03(5689)5989

FAX 03(5689)8030

年　月　日

住所変更届け

お名前	フリガナ	

お客様番号		毎回お送りしています封筒のお名前の右上に印字されております8ケタの番号をご記入下さい。

新お届け先	〒　　　　都道府県

新電話番号	（　　　）

変更日付	年　月　日より	月号より

旧お届け先	〒

※ 年間購読を注文されております雑誌・書籍名に✓を付けて下さい。
- ☐ Monthly Book Orthopaedics （月刊誌）
- ☐ Monthly Book Derma. （月刊誌）
- ☐ 整形外科最小侵襲手術ジャーナル （季刊誌）
- ☐ Monthly Book Medical Rehabilitation （月刊誌）
- ☐ Monthly Book ENTONI （月刊誌）
- ☐ PEPARS （月刊誌）
- ☐ Monthly Book OCULISTA （月刊誌）

FAX 03-5689-8030

全日本病院出版会行

Monthly Book OCULISTA バックナンバー一覧

2018.7. 現在

通常号 3,000 円+税　　増大号 5,000 円+税

2013 年
- No. 1　眼科 CT・MRI 診断実践マニュアル　編/後藤　浩
- No. 2　こう活かそう！OCT　編/飯田知弘
- No. 3　光凝固療法実践マニュアル　編/小椋祐一郎
- No. 4　再考！近視メカニズム―実臨床のために―　編/不二門尚
- No. 5　ぶどう膜炎外来診療　編/竹内　大
- No. 6　網膜静脈閉塞症の診療マニュアル　編/佐藤幸裕
- No. 7　角結膜感染症の外来診療　編/近間泰一郎
- No. 8　糖尿病網膜症の診療　編/北野滋彦
- No. 9　緑内障性視神経症の診断　編/富田剛司

2014 年
- No. 10　黄斑円孔・上膜の病態と治療　編/門之園一明
- No. 11　視野検査 update　編/松本長太
- No. 12　眼形成のコツ　編/矢部比呂夫
- No. 13　視神経症のよりよい診療　編/三村　治
- No. 14　最新 コンタクトレンズ処方の実際と注意点　編/前田直之
- No. 15　これから始める ロービジョン外来ポイントアドバイス　編/佐渡一成・仲泊　聡
- No. 16　結膜・前眼部小手術 徹底ガイド　編/志和利彦・小早川信一郎
- No. 17　高齢者の緑内障診療のポイント　編/山本哲也
- No. 18　Up to date 加齢黄斑変性　編/髙橋寛二
- No. 19　眼科外来標準検査 実践マニュアル　編/白木邦彦
- No. 20　網膜電図(ERG)を使いこなす　編/山本修一
- No. 21　屈折矯正 newest―保存療法と手術の比較―　編/根岸一乃

2015 年
- No. 22　眼症状から探る症候群　編/村田敏規
- No. 23　ポイント解説 眼鏡処方の実際　編/長谷部聡
- No. 24　眼科アレルギー診療　編/福島敦樹
- No. 25　斜視診療のコツ　編/佐藤美保
- No. 26　角膜移植術の最先端と適応　編/妹尾　正
- No. 27　流出路再建術の適応と比較　編/福地健郎
- No. 28　小児眼科診療のコツと注意点　編/東　範行
- No. 29　乱視の診療 update　編/林　研
- No. 30　眼科医のための心身医学　編/若倉雅登
- No. 31　ドライアイの多角的アプローチ　編/高橋　浩
- No. 32　眼循環と眼病変　編/池田恒彦
- No. 33　眼内レンズのポイントと合併症対策　編/清水公也

2016 年
- No. 34　眼底自発蛍光フル活用　編/安川　力
- No. 35　涙道診療 ABC　編/宮崎千歌
- No. 36　病的近視の治療 最前線　編/大野京子
- No. 37　見逃してはいけない ぶどう膜炎の診療ガイド　編/竹内　大
- No. 38　術後感染症対策マニュアル　編/鈴木　崇
- No. 39　網膜剥離の診療プラクティス　編/北岡　隆
- No. 40　発達障害者(児)の眼科診療　編/田淵昭雄
- No. 41　網膜硝子体疾患の薬物療法―どこまでできるか？―　編/岡田アナベルあやめ
- No. 42　眼科手術後再発への対応　編/石井　清
- No. 43　色覚異常の診療ガイド　編/市川一夫
- No. 44　眼科医のための救急マニュアル　編/高橋春男
- No. 45　How to 水晶体再建　編/鈴木久晴

2017 年
- No. 46　見えるわかる 細隙灯顕微鏡検査　編/山田昌和
- No. 47　眼科外来 日帰り手術の実際　編/竹内　忍
- No. 48　眼科における薬物療法パーフェクトガイド　増大　編/堀　裕一
- No. 49　クローズアップ！交通眼科　編/近藤寛之
- No. 50　眼科で見つける！全身疾患　編/平塚義宗
- No. 51　酸化ストレスと眼　編/大平明弘
- No. 52　初診外来担当医に知っておいてほしい眼窩疾患　編/野田実香
- No. 53　複視を診たらどうするか　編/加島陽二
- No. 54　実践 黄斑浮腫の診療　編/大谷倫裕
- No. 55　緑内障診療に役立つ検査ノウハウ　編/中野　匡
- No. 56　こんなときどうする 眼外傷　編/太田俊彦
- No. 57　臨床に直結する眼病理　編/小幡博人

2018 年
- No. 58　スポーツ眼科 A to Z　編/枝川　宏
- No. 59　角膜潰瘍の診かた・治しかた　編/白石　敦
- No. 60　進化する OCT 活用術―基礎から最新まで―　増大　編/辻川明孝
- No. 61　イチからはじめる神経眼科診療　編/敷島敬悟
- No. 62　実践！白内障難症例手術に挑む　編/徳田芳浩・松島博之
- No. 63　これでわかる眼内レンズ度数決定のコツ　編/須藤史子

各号の詳細は弊社ホームページでご覧いただけます。
➡ http://www.zenniti.com/

次号予告（8月号）

結膜疾患の診断と治療実践ガイド

編集／京都府立医科大学准教授　横井　則彦

摩擦関連角結膜疾患………………………	白石　　敦
アレルギー性結膜疾患……………………	福田　　憲
結膜感染症…………………………………	井上　幸次
翼状片，偽翼状片，瞼裂斑………………	江口秀一郎
結膜弛緩症…………………………………	田　　聖花
囊胞性結膜疾患……………………………	西野　翼ほか
母斑，メラノーシス，悪性黒色腫………	稲富　　勉
コンタクトレンズ関連（角）結膜合併症……	前田　直之
瞼球癒着を伴う重症眼表面疾患…………	細谷　友雅
結膜腫瘍……………………………………	辻　　英貴

編集主幹：村上　晶　順天堂大学教授　　　　No. 64　編集企画：
　　　　　高橋　浩　日本医科大学教授　　　　川守田拓志　北里大学准教授

Monthly Book OCULISTA　No. 64

2018年7月15日発行（毎月15日発行）
定価は表紙に表示してあります．
Printed in Japan

発行者　末定　広光
発行所　株式会社　全日本病院出版会
〒113-0033　東京都文京区本郷3丁目16番4号7階
電話　(03)5689-5989　Fax　(03)5689-8030
郵便振替口座 00160-9-58753

印刷・製本　三報社印刷株式会社　電話 (03)3637-0005
広告取扱店　㈱メディカルブレーン　電話 (03)3814-5980

© ZEN・NIHONBYOIN・SHUPPANKAI, 2018

・本誌に掲載する著作物の複製権・翻訳権・上映権・譲渡権・公衆送信権（送信可能化権を含む）は株式会社全日本病院出版会が保有します．
・JCOPY ＜(社)出版者著作権管理機構　委託出版物＞
本誌の無断複写は著作権法上での例外を除き禁じられています．複写される場合は，そのつど事前に，(社)出版者著作権管理機構（電話 03-3513-6969，FAX 03-3513-6979，e-mail: info@jcopy.or.jp）の許諾を得てください．
・本誌をスキャン，デジタルデータ化することは複製に当たり，著作権法上の例外を除き違法です．代行業者等の第三者に依頼して同行為をすることも認められておりません．